U0390321

作者简介

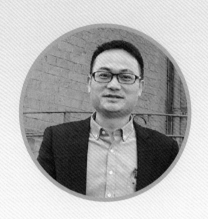

陈朝蔚，男，出生于1982年。上海市中医医院骨伤科副主任医师。曾入选中组部、团中央第23、24批博士服务团，服务于新疆生产建设兵团奎屯中医院。在新疆两年工作期间，足迹遍布新疆天山南北，深入兵团各师（市），潜心调查新疆民族医药现状，积极投身于新疆医疗卫生事业。

金项目]
生产建设兵团第七师胡杨河市科技计划项目(编号:2024C09)
英才项目、兵团科技计划项目

疆味药材探秘

陈朝蔚 编著

丁以山 王海云 协编

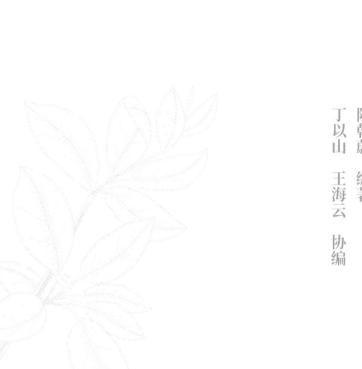

上海浦江教育出版社

序

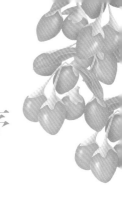

2024 年 5 月 15 日，新疆维吾尔自治区中医药管理局成立之日，上海市中医医院骨伤科陈朝蔚副主任医师邀我为他的新作《疆味药材探秘》写序。我不禁好奇，陈主任作为一名上海医生怎么会写一部反映新疆特色中药材和民族医药的专著？看了他的经历我才知道，陈主任是中组部、团中央第 23、24 批博士团援疆医生。在两年的援疆工作中，他不但以精湛的医术、高尚的医德去救治患者，还利用业余时间深入新疆多地，广泛收集整理新疆地产药物的资料，并以比较专业的知识编撰成书。我欣慰地看到，该书内容丰富、图文并茂，生动形象地展示了新疆丰富多彩的中医药资源和独特的中医药地域文化。阅读此书可以初步领略新疆医药的实用价值和独特魅力，结合大美新疆的风土人情，更能激起人们对中华多元文化的热爱。

众所周知，新疆各民族医药自古就是中医药的重要组成部分，同时新疆民族医药也对中医药作出过巨大贡献。《隋书·经籍志》记载了256部医籍，其中冠以"西域"之名的书籍就有3部，由此可窥一斑。唐宋之际，从古代新疆即西域传到中原的医药就非常多。譬如吐鲁番的"鬼疰心痛方"就传至中原，演变成"吃力迦丸"，即"苏合香丸"，成为治疗心脑血管疾病的有效药物，现代更是化裁成医生常用、百姓熟知的"麝香保心丸""速效救心丸"。元明之际，更多的"香药"源源不断地从古代新疆传入中原，为中医药学作出了不可磨灭的贡献。陈主任秉承仁爱之心，将自古以来的新疆医药精华以图书的形式呈现出来，在新时代为中医药的传承创新作出了新贡献。

《疆味药材探秘》首先概述了新疆的风土人情和优美环境，为新疆道地药材和民族医药的叙述作了很好的铺垫。接着，详述新疆地产的九种特色药"疆九味"的分布地区、生长环境、采收加工以及药用功效等，加深了读者对新疆地产特色药材的认识。同时该书还重点介绍维医、哈萨克医等民族医医师常用的药材，如锁锁葡萄、阿尔泰瑞香、骆驼蓬、阿里红等。这些药虽然在中原并不常见，但在新疆民族药中的地位却是举足轻重的。这些药物不仅具有独特的药用价值，还承载着深厚的民族文化内涵。最后该书还介绍了一些融合了民族特色与地域风味的药食两用的疆味美食，让读者在阅读中也能享受一场别具一格的风味之旅。

是为序。

于上海中医药大学

2024 年 5 月 19 日

（王兴伊，新疆伊宁人，曾较长时间在新疆学习和工作，现为上海中医药大学教授、博士研究生导师。主要从事医古文、中医文献及中医药文化、少数民族医学概览通识课教学，以及中医古籍整理、出土医药文献研究。著有《新疆出土涉医文书辑校》等。）

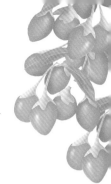

前　言

新疆，这片广袤而美丽的土地，不仅以其灵秀的自然风光和独特的民族文化吸引着世界的目光，还因其丰富的药材资源而备受瞩目。在这片土地上，多民族共居共融，古丝绸之路的繁荣交流，使得新疆在医药领域积累了深厚的文化底蕴和丰富的实践经验。

新疆的药材资源之丰富，令人叹为观止。从药用植物到药用动物，再到药用矿物，种类繁多，各具特色。这些药材不仅是自然的馈赠，更是新疆各族人民长期医疗实践的智慧结晶。新疆地区广泛使用的植物药材，如一枝蒿、阿育魏实、对叶大戟、驱虫斑鸠菊、香青兰等，对于其他地区的同行和中医药爱好者来说，或许还比较陌生，但在新疆的医药实践中，它们却扮演着至关重要的角色。

　　本书以通俗易懂的语言和精美细腻的图片，向读者详细介绍了以"疆九味"为代表的新疆特有中药材，以及当地民族医医师习用药材和药食两用品的丰富情况。通过本书的介绍，我们希望读者可以领略到新疆药材的神奇魅力，同时激发更多人的兴趣，吸引他们亲自踏足新疆，体验这片土地的独特魅力。

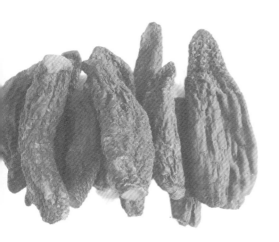

目 录

民族医医师习用药材

药食两用与疆味美食

地理位置与气候条件

新疆地广人稀，地处温带大陆性气候带。"三山夹两盆"地势复杂："三山"是指最北的阿尔泰山、中部的天山山脉、南部的昆仑山；天山将新疆分为南北"两盆"地，南部的塔里木盆地和北部的准噶尔盆地。海拔最高的乔戈里峰有 8611 米，位于克什米尔边境；吐鲁番盆地艾丁湖水面的海拔为 −154 米，是中国陆地的最低点。

按地理位置的不同，新疆各地气候主要可以分为三种类型：位于南部塔里木盆地的喀什、和田、阿克苏、库尔勒和东部吐鲁番 – 哈密盆地的哈密等地区属于暖温带干旱气候；位于北部阿尔泰山一伊犁河谷的阿勒泰、塔城、伊宁地区属于中温带半干旱气候；位于北部天山一准噶尔盆地的乌苏、奎屯、石河子、克拉玛依、乌鲁木齐等地区属于中温带干旱气候。因此，新疆各地气温、日照、降雨、土地性质条件等各不相同，造就了极其丰富的药材资源。据不完全统计，新疆药用植物达两千余种、药用动物上百种、药用矿物数十种。本辑分三部分简要介绍新疆在这三种类型气候带下的不同自然环境及其与中药材的关系。

塔里木盆地—吐鲁番盆地

——暖温带干旱气候

  新疆南部的塔里木盆地是我国面积最大的内陆盆地：南北最宽处 500 多千米，东西最长处 1500 千米，面积之大，比江苏、浙江、福建三省陆域面积之和还大。它的中心是我国最大的沙漠——塔克拉玛干沙漠，干旱就是它的代名词。这里属暖温带极端大陆性干旱荒漠气候。白天，塔克拉玛干赤日炎炎，银沙刺眼，沙面温度有时高达 70~80 ℃，夜晚最低气温可降至零下 28 ℃，平均昼夜温差达 40 ℃以上。受风的作用，风沙活动十分频繁且剧烈，流动沙丘占 80% 以上，流沙面积世界第一。近千年来，整个沙漠向南伸延移动了约 100 千米。尽管塔克拉玛干沙漠的环境恶劣至极，但它却见证了人类文明的兴衰更迭。在这片土地上，曾经存在过许多繁荣的文明，如楼兰、小河、精绝等。

  据东汉历史学家班固编著的《汉书·西域传》记载，楼兰是西汉时期西域三十六国之一。它位于今新疆罗布泊西北岸即塔里木盆地的最东端，约公元前 3 世纪时，建立了繁华的楼兰古城。作为古代丝绸之路的关键节点，楼兰古城曾是西域著名的"城郭之国"，它一度宏伟辉煌，却在公元5世纪后神秘消失，成了一个被岁月尘封的历史遗址。直到20世纪，这座古城才再度被人们发现，撩开了楼兰古国神秘的面纱。在新疆维吾尔自治区博物馆，有一处名为"逝者越千年"的展厅一直有很高热度，展厅中有一具在罗布泊太阳墓地出土的女性干尸，距今约3800百年，是新疆出土最早、保存状态最完整的干尸之一。至今仍然可以看到她当年的美貌，被誉为"楼兰美女"。

而同样记载在《汉书·西域传》中的精绝古城，是古丝绸之路上分布众多的西域小国中，少数能确定其具体位置的古城之一。它位于今天的和田地区民丰县，即著名的尼雅遗址。汉晋时期，中央政府在和田地区设置"司禾府"管理屯田事务，修建烽燧戍堡，维护地方安定，逐渐使精绝城成为繁荣富庶之地。然而，大约在公元4世纪后期，曾经的绿洲家园精绝城被废弃，其消失成为一个不解之谜。20世纪初，英国探险家斯坦因来到了中国新疆进行探险和考古，在民丰县发现了尼雅遗址。随着对尼雅遗址的大规模考古挖掘，出土了大量的珍贵文物。其中，最重要的文物当属"五星出东方利中国"锦护膊。这件国家级文物于1995年由中日尼雅遗址学术考察队在墓葬中发现，它不仅是新疆维吾尔自治区博物馆的镇馆之宝，也是禁止出国展览的文物。尼雅遗址的考古发掘荣获当年全国十大考古发现之一，为研究古代西域历史提供了宝贵资料。

这些文明在沙漠的侵蚀下逐渐消失，而当年的丝绸之路，也只能小心翼翼地从沙漠的边缘绿洲经过，不敢深入其腹地。

但幸运的是，塔克拉玛干沙漠盆地虽然干旱，却有丰富的水系补充。我国第一大内陆河塔里木河在此流淌，整个塔里木河流域面积达 102 万平方千米，占我国陆域国土面积的 11%，超过了国内许多大河，对南疆来说更是意义非凡。塔里木河几乎与汇集到塔里木盆地的较大河流都互通，如喀什噶尔河、阿克苏河、开都河、和田河等，促进了喀什、阿克苏、库尔勒、和田等南疆众多城市的繁荣发展。

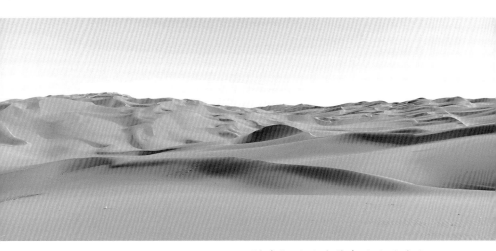

塔克拉玛干沙漠中的流动沙丘

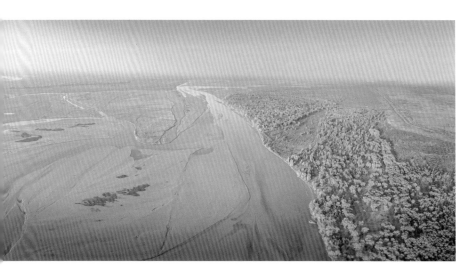

塔里木河孕育了一片片绿洲

　　所以，塔里木河流域覆盖了塔里木盆地的大部分地区，滋润了农田、养育了民族、灌溉了胡杨林。这条伟大的河流，是新疆南部繁荣发展的摇篮，如母亲般滋养着这片土地上的每一个生命。

　　在塔里木盆地沙漠绿洲里，白天日照充足，热量丰富，植物光合作用效率很高；到了夜晚，骤然降温，昼夜温差大，大气和土壤中的热量迅速散失，植物进入"休眠"状态，呼吸作用减弱，白天借助光合作用所形成的养分得以有效积累，从而使瓜果的质量大大提高。新疆有"瓜果之乡"的美誉，而塔里木盆地—吐鲁番盆地更是新疆优质水果的大荟萃：吐鲁番葡萄、库车杏子、喀什无花果、和田红枣、库

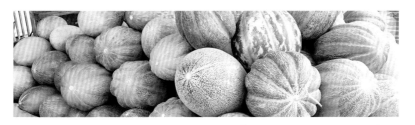

塔里木盆地—吐鲁番盆地出产的各种哈密瓜

尔勒香梨等，举不胜举，不仅香甜，而且品质绝佳。每年八九月是塔里木盆地各种瓜果的集中成熟期，到处都是瓜果飘香。

塔里木盆地干旱少雨的气候条件也孕育了特有的植物资源，如罗布麻、甘草、红柳、胡杨、灰杨、次生胡杨林、沙枣树、沙棘、肉苁蓉、沙参等，它们的分布范围较广。这里还是琐琐葡萄、孜然、鹰嘴豆、驱虫斑鸠菊等维吾尔药材的主要种植地。

按照《新疆维吾尔自治区优势农产品区域布局规划（2020—2025年）》中草药人工种植重点布局，经过近几年的发展，塔里木盆地、吐鲁番盆地周边地区已逐渐成为人工种植中药材的重要区域，形成了甘草、黄芪、枸杞子、肉苁蓉、天山雪莲、板蓝根、雪菊等中药材的规模化种植，如：阿拉尔市的甘草种植与加工制品占据国内市场20%份额；喀什地区岳普湖县、阿克陶县金银花种植面积达5万亩，成为"全疆最大金银花系列产品深加工基地"。南疆非常适合板蓝根的种植，新星市火箭农场板蓝根、山药都已实现机械化、规模化种植。铁门关市，位于塔克拉玛干沙漠边缘，土地沙化严重，生态环境极为脆弱。多年来，铁门关市在防沙治沙实践中，积极发展梭梭林下接种肉苁蓉，肉苁蓉接种面积达数万亩，不但增加了生态林的经济效益，也带动了防风治沙林面积的不断扩大，走出了一条以生态产业培育生态工程的可持续发展道路。

阿尔泰山—伊犁谷地

——中温带半干旱气候

阿尔泰山—伊犁河谷地区位于新疆维吾尔自治区西部，包括伊犁河谷地区、塔城地区和阿勒泰地区。这一区域地处欧亚大陆腹地，远离海洋，属中温带大陆半干旱气候区。

由于地域辽阔，地形复杂，从天山到阿尔泰山，随着经度和海拔高度的不同，各地又有独特的小气候特征。

第一个显著特点是干燥。干燥在塔城和阿勒泰地区表现得特别明显，特别是塔城、阿勒泰地区的戈壁荒漠，因为干燥，地面植被相对稀疏，一起风就沙尘飞扬，尤其是戈壁上时有风沙弥漫。还突出表现为东部盆地和平原降水偏少。但是，也有降水较多的地方，主要是伊犁河谷和阿勒泰山区，这里冬春多雪，夏秋多雨，空气相对湿润，地面植被丰富。伊犁河谷年降水量可达 400~600 毫米，与华北平原相差无几。伊犁河谷和天山山区不仅降水丰沛，而且每年降水比较稳定，这给山间盆地和山前平原绿洲的农业灌溉用水提供了较充沛的水源。

第二个显著特点是冬冷夏热。冬季，在西伯利亚冷空气的作用下，强冷的西北风经常会呼啸而至，所到之处气温急剧下降。正因为如此，各地尤其是塔城、阿勒泰地区，冬季温度普遍偏低，甚至低达零下40余摄氏度。夏季气温则偏高，伊犁河谷又高于塔城、阿勒泰地区。

第三个显著特点是气温日较差大。一般是白昼气温升高快，夜间气温下降迅速。许多地方最大的气温日较差在20~25 ℃之间。一天之内好像经历了四季变化，人们白天只穿背心仍然挥汗，夜里睡觉必须盖上棉被以防着凉。昼夜温差较大，有利于瓜果的碳水化合物的积累，所以伊犁河谷的西瓜、甜瓜、苹果、葡萄、杏、桃、梨等瓜果都特别甜美可口。

第四个显著特点是日照丰富。日照丰富加剧了植物的光合作用，对棉花等喜光农作物的生长、发育都有良好的作用。

第五个显著特点是大风多。由于山口、隘道众多，在冷空气入侵时容易出现大风，各地起大风的时间多在春季。塔城地区的老风口等地，全年七级以上大风天数超过100日。年风能理论蕴藏量为1亿千瓦时左右，未来开发潜力很大。

阿尔泰山—伊犁河谷地区冰川资源丰富，有大小冰川约3000条，总面积达3429平方千米，占全疆冰川面积的22.3%，有"固体水库"之称。大小河流有283条，主要河流有伊犁河、额尔齐斯河、玛纳斯河、乌伦古河、奎屯河等，除额尔齐斯河流入北冰洋外，其余河流均是内陆河。额尔齐斯河全长2969千米（境内546千米），伊犁河全长1439千米（境内458千米），是新疆第二、第三长的河流。湖泊众多，主要有赛里木湖、乌伦古湖、喀纳斯湖等，其中乌伦古湖水域面积达736平方千米，是新疆第二大内陆淡水湖。

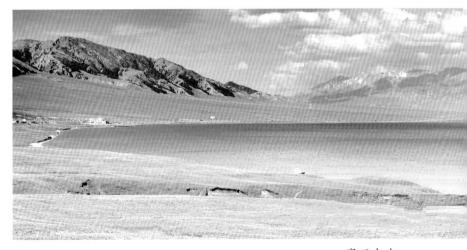

赛里木湖

伊犁河谷在历史上地处丝绸之路北段的要冲，除了商业繁荣之外，也是著名的物产丰美之地，著名的天马、新疆细毛羊、伊犁马等都产自这里。该地区拥有整个新疆绝大多数的森林，超过150万公顷。拥有整个新疆大约40%的耕地面积与20%的牧业用地，是全球四大薰衣草产地之一，同时盛产小麦、棉花、油菜、甜菜、亚麻、红花、辣椒、鹿茸、羊毛、乳制品，还有各种其他丰富的优质农产品，物产之丰，与江南相比实在是有过之而无不及。

阿尔泰山—伊犁河谷地区独特的气候条件和丰富的水资源有效保证了植物多样性，从高山到河谷平原，植被类型丰富多样，包括森林、草原、荒漠等，使得这一地区成为许多药用植物理想的生长地。这些药用植物在这里生长良好，具有优良的品质和较高的药用价值。例如，伊犁河谷地区盛产贝母、甘草、麻黄等多种中草药。跨越中国、蒙古国、俄罗斯和哈萨克斯坦的阿勒泰山区，从戈壁延伸至西伯利亚，绵亘2000千米，是我国唯一的欧亚植物区系和西伯利亚泰加林延伸地，生物的多样性、独特性、唯一性构成了其特有的生态体系，植物极其丰富。《中国药典》收录的阿尔泰山脉中药材多达1042种，被称为"额河药谷"，主要药材有赤芍、麻黄、伊贝母、岩白菜、阿里红、新疆冬虫夏草、马鹿茸、五灵脂、云母等。

在伊犁河谷这片丰饶的土地上，最为人们熟知的特产莫过于优质的牛羊肉，以其鲜嫩多汁、口感醇香而闻名遐迩。这里的牛羊享受着美丽的大自然，品尝着鲜美又无污染的青草，自由自在地迈步在广阔的草原上，因此肉质格外鲜美。伊犁河谷还盛产各种优质的奶制品。这里的牛奶、羊奶因为纯净的水源和天然的饲养方式，口感醇厚，营养丰富。不论是香浓的奶茶、滑嫩的奶酪，还是口感绵密的奶油，都是人们餐桌上的佳肴。

塔城地区具有充足的光照、适中的降水量和多变的气候，是多种中药材理想的生长地，这里的药材主要有伊贝母、芦根、甘草、紫草、雪莲花、新疆党参、阿魏、杏仁、马鹿茸等。塔城地区的农作物，主要有小麦、玉米、甜菜、制酱番茄等。独特的光照资源和气候条件为发展绿色有机农畜产品创造了得天独厚的条件，故这里盛产绿色有机农产品。此外，红花也是塔城地区的重要经济作物之一，当地政府和兵团管理部门充分利用地域优势，鼓励和引导人们种植高效特色红花，其产量与质量均位列国内市场前茅。同时，红花产业的发展还带动了相关产业的发展，如红花油、红花茶等深加工产品的开发和生产。

阿勒泰地区位于适合葵花子、南瓜子、打瓜子产出的黄金纬度。这里光热资源丰富，降水量少而蒸发量大，且无工业"三废"污染，这些独特的自然条件非常适宜食用向日葵的生长。近年来，阿勒泰地区不断发展壮大葵花产业，种植情况十分可观，已经形成了相当的规模，并且正在向更加专业化、社会化的方向发展。阿勒泰地区种植的葵花子色泽鲜亮，大小均匀，籽粒饱满，炒熟后香味纯正、浓香四溢，且适口性好，品质优良。葵花的籽仁含油量高，具有很高的食用和营养价值。在我们的民族文化中，向日葵都是追求光明和希望的象征，阿勒泰地区的葵花种植不仅仅是一种农作物，也承载着人们对美好生活的向往和追求。每年七八月阿勒泰地区种植的十万余亩向日葵陆续进入盛花期，形成了一望无际的金色花海，吸引了四面八方的游客前来观赏田园之美。

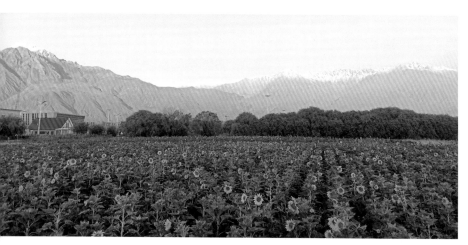

阿勒泰地区万亩向日葵

天山—准噶尔盆地

——中温带干旱气候

准噶尔盆地位于新疆的北部，是我国第二大的内陆盆地。准噶尔盆地位于阿尔泰山与天山之间，西侧为准噶尔西部山地，东至北塔山麓。盆地呈不规则三角形，地势向西倾斜，北部略高于南部，西南部的艾比湖湖面189米，是盆地最低点。乌苏、奎屯、石河子、五家渠、乌鲁木齐等城市沿着准噶尔盆地边缘，在天山脚下一字排开。

准噶尔盆地内的古尔班通古特沙漠是我国第二大沙漠，固定和半固定沙丘占优势，流动沙丘仅占3%。沙漠区年降水量约100毫米。冬季有稳定积雪，盆地内20%~50%沙丘上有植被覆盖。丘间洼地有牧草生长，由于夏季缺水，曾只作冬季牧场，但现已定点打井，夏季亦可放牧。

准噶尔盆地由于具有干旱、盐碱、荒漠、寒冷、多风等气候特征，形成了梭梭、红柳、胡杨林、沙拐枣、铃铛刺、骆驼刺、野蔷薇等代表性荒漠植被。准噶尔盆地内呈平原地貌，可分为两区：北部平原，风蚀作用明显，有着

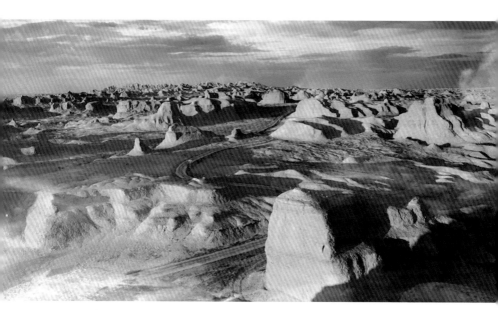

准噶尔盆地北部平原风蚀雅丹地貌

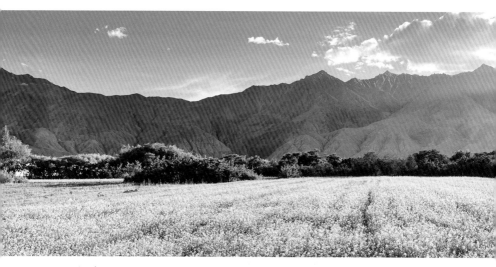

准噶尔盆地南部天山雪水灌溉农业区

名的克拉玛依魔鬼城景点，就属于风蚀雅丹地貌；南部平原为天山北麓山前平原，有天山雪水灌溉，是主要农业区。

准噶尔盆地的主要自然灾害有冻害和大风。盆地东部为寒潮通道，冬季为我国同纬度最冷之地，1月平均气温为零下 28.7 ℃，约四五年有一次较大范围的冬麦、果树冻害。牲畜冻害主要发生于盆地中心的冬牧场。盆地北部每年达到八级以上的大风天数有 33~77 日，西部阿拉山口每年平均180 多天刮八级以上的大风，最大风速可达每秒 55 米。

准噶尔盆地南部的天山山系，横跨中国、哈萨克斯坦、吉尔吉斯斯坦和乌兹别克斯坦四国，是世界七大山系之一。该山系生物多样性丰富，植物种类繁多。联合国教科文组织于 2013 年将中国新疆天山列入世界遗产名录。新疆天山北麓，即准噶尔盆地南部，光照充足，早晚温差大，植物籽粒灌浆时间长，为作物高产创造了良好条件。天山—准噶尔盆地是北疆重要的农业区，人工种植的药材，具有面积大、产量高、质量优、规模大等特点。主要品种有红花、金银花、肉苁蓉、甘草、紫苏、板蓝根、荆芥、薏苡仁、小茴香、白芍、柴胡等，其中，红旗农场的红花、金银花，奎屯市的肉苁蓉、甘草，石河子市的芍药、牡丹等，无论质量还是产量均位列我国前茅。

沿着天山脚下，步入准噶尔盆地的广袤之地，你可以沉浸在"大漠沙如雪"的宁静之中，也可以感受到"大漠风尘日色昏"的狂野之美。在这里一轮明月从天山之巅升起，穿透苍茫的云海，映照出一种雄伟壮阔的景象，你可以领略"明月出天山，苍茫云海间"的绝美。绿草如茵的草原与荒凉的戈壁在这里交织，现代的足迹与荒野的原始在这里和谐相融，绘就了一幅动人的画卷。这就是天山—准噶尔盆地，一个融合了宁静与狂野、现代与原始的奇妙之地。

"疆九味"药及其分布

　　新疆幅员辽阔，地理、气候环境独特，蕴藏着极其丰富的中药材资源。据不完全统计，新疆药用植物达两千余种、药用动物上百种、药用矿物数十种，大量原生特色药材分布在高原、森林、草原、荒漠，其中有相当一部分中药材资源为新疆独有。新疆是肉苁蓉、红花、枸杞子、甘草、伊贝母、罗布麻叶、新疆紫草、天山雪莲、新疆阿魏九种道地及特色药材（统称"疆九味"）的传统产区。本辑对这九种新疆道地及特色药材的生长环境、功能主治、分布地区等情况作一些概要介绍。

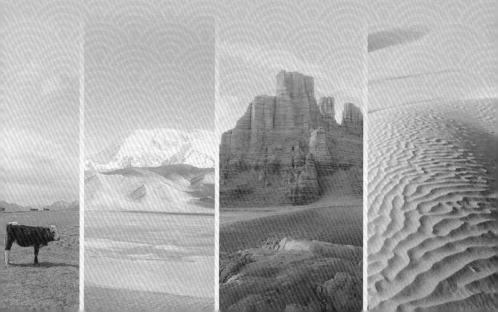

肉苁蓉

肉苁蓉(*Cistanche deserticola* Y.C. Ma)别名疆芸、寸芸，属濒危植物，干燥带鳞叶的肉质茎入药。主产于新疆，是一种寄生在沙漠树木梭梭根部的寄生植物，从梭梭寄主中吸取养分及水分，具有极高的药用价值，素有"沙漠人参"之美誉。在历史上肉苁蓉被西域各国作为上贡朝廷的珍品，也是历代补肾壮阳类处方中使用频率最高的补益药物之一。作为中国传统的名贵中药材，民间流传着"宁要苁蓉一筐，不要金玉满堂"的谚语，足以见其珍贵。

肉苁蓉味甘、咸，性温。归肾、大肠经。具有补肾阳、益精血、润肠通便之功效。用于治疗肾气不足、精血亏虚、

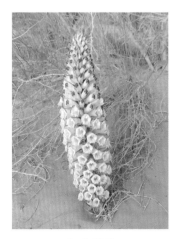
肉苁蓉花

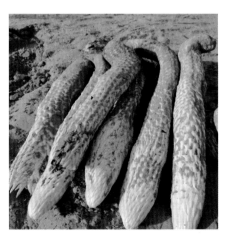
新鲜肉苁蓉

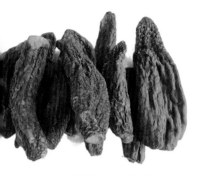

干燥品肉苁蓉

阳痿、不孕、腰膝酸软、筋骨无力、肠燥便秘。明代《本草汇言》曰："肉苁蓉，养命门，滋肾气，补精血之药也。男子丹元虚冷而阳道久沉，妇人冲任失调而阴气不治，此乃平补之剂，温而不热，补而不峻，暖而不燥，滑而不泄，故有从容之名。"作者概括了肉苁蓉的作用及其特点，也道出了其名之由来。

从20世纪80年代开始，国内外对肉苁蓉进行了大量研究，其中日本起步较早，明确其主要成分为苯乙醇苷类、环烯醚萜类、木脂素类、多糖、十几种氨基酸、多种生物碱等，富含人体所需微量元素，其中苯乙醇总苷是肉苁蓉中主要活性成分，具有提高男性性功能、治疗女性宫寒不孕、抗氧化、延缓衰老、提高免疫功能、增强记忆力等作用。

肉苁蓉有补肾阳、益精血之功效，将肉苁蓉、制首乌、枸杞子各10克，用水煎煮，代茶频饮，可补肾壮阳。

肉苁蓉还有润肠通便、排毒养颜、增强抵抗力的作用，《药性论》认为它可："益髓，悦颜色，延年。"习惯性便秘的人群在服用肉苁蓉以后，润肠通便效果明显，长时间服用能够帮助身体毒素的排出，从而起到养颜美容的功效。肉苁蓉里面含有非常丰富的多糖，可以有效地促进淋巴细胞的增殖，从而增强人体对疾病的抵抗能力。

肉苁蓉这味药食两用的名贵中药，还能作为药膳食用，这里我们介绍几款与其相关的美食。

肉苁蓉粥。《本草纲目》提道："以作羊肉羹补虚乏极佳。"苁蓉羊肉粥，可温肾阳、补精血。原料：肉苁蓉 30 克，鹿角胶 5 克，羊肉 100 克，粳米 150 克。做法：肉苁蓉水煎取汁，羊肉切小块，与粳米同以肉苁蓉汁煮粥，临熟时下鹿角胶煮至粥熟。功效：补肾阳，益精血。用于肾阳虚弱、精血不足，男子阳痿、早泄，妇女宫寒不孕，腰膝酸痛。

杞子肉苁蓉炖仔鸡。原料：仔鸡 350 克，枸杞子 10 克，肉苁蓉 8 克，姜 10 克，清水 1000 毫升。做法：鸡洗净切块、余水，将枸杞子、肉苁蓉除去杂质洗净浸泡，姜切片待用；取净锅上火，放入清水、姜片、肉苁蓉、仔鸡，大火烧开后转小火炖 30 分钟后放入枸杞子，再炖 10 分钟即成。功效：补肾阳，益精血。用于血虚劳损之头晕乏力、头晕眼花、视物不清。

野生肉苁蓉因过度采挖而导致资源急速枯竭，并使其寄主植物及所在的生态环境遭受严重破坏，故被世界自然保护联盟列为濒危等级的物种，并于 1984 年被列入中国《国家二级保护植物名录》。因此，开展肉苁蓉人工种植技术的研发与应用，对保护野生肉苁蓉植物资源，具有重大的生态、经济和社会意义。中国科学院新疆生态与地理研究所突破了荒漠种植肉苁蓉的技术瓶颈，成功研发出立体化高产梭梭树接种新技术，梭梭是荒漠土地上优良的固沙树种，其树干毛细根非常丰富，把发芽之后的肉苁蓉种子放在地下半米

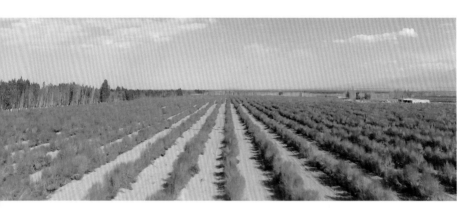

位于准噶尔盆地的胡杨河市沙漠梭梭林接种肉苁蓉

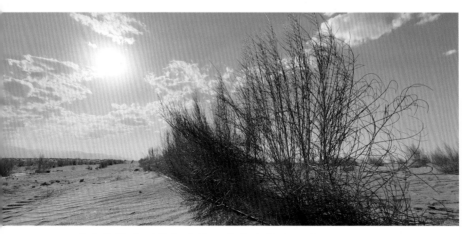

沙漠梭梭林下种肉苁蓉，治沙致富两不误

深处，肉苁蓉种子发芽之后，会寄生在梭梭根部，梭梭将伴随肉苁蓉一起成长。随着技术推广，在南疆铁门关市、北疆胡杨河市万亩梭梭接种的肉苁蓉地里，一株株绚烂的花朵盛开，用顽强的生命力为防沙治沙增添新的活力，实现生态效益、社会效益、经济效益的共赢。

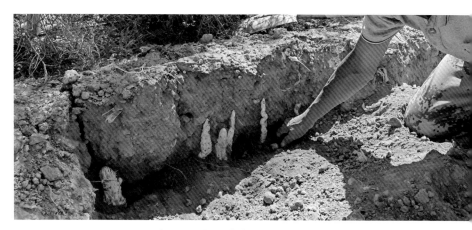

梭梭林根部肉苁蓉长势良好，同时修复了土壤沙化

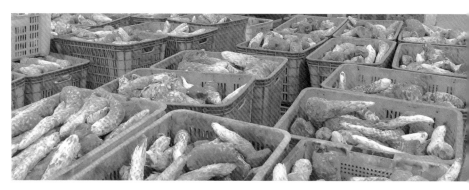

人工种植肉苁蓉喜获丰收

红花

红花（*Carthamus tinctorius* L.）是菊科红花属一年生草本植物，其干燥的花入药。

首先要说明的是，这里所说的不是藏红花。藏红花与红花，名字只有一字之差，但却是两种截然不同的中药材。两者种属、功效都差异巨大，且这两味中药的价格差别很大，藏红花（*Crocus sativus* L.）来源于鸢尾科植物（别名西红花、番红花）属于名贵中药，价格昂贵；红花则是中医临床常用中药。

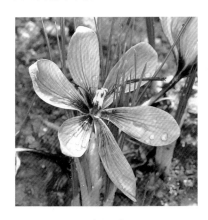
藏红花

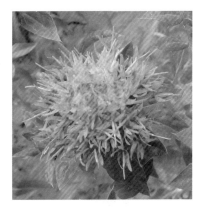
红花

红花有新疆、云南两大主产区，云南春产、新疆夏产，产新时间间隔半年。每年低谷产量在 3000~3500 吨，高峰产量能达到 6000~6500 吨。目前在市场上，新疆红花产量占到整体产量的 60%，分布在塔城、伊犁、昌吉州等产地；云南产量占比 30%，分布在大理州、丽江市、临沧市、保山市的三江附近。

　　提起新疆红花就不得不说红旗农场，远在 2000 年前的汉代，驻守金蒲城首任戊己校尉耿恭就在这一带屯垦，在 1965 年红旗农场建场时，这里就已经有了清代乾隆年间政府屯垦戍边的屯民后裔。红旗农场所在的吉木萨尔北庭故城种植红花历史悠久，早在明清时期就已驰名疆内外，李时珍《本草纲目》称新疆红花为"北庭红花"。红旗农场凭借日照充足、干旱少雨的独特气候，所产红花以其绒长花艳，药用价值高等特点，成为全疆乃至全国种植红花最大产区，是北庭红花的故乡。

红旗农场种植的万亩红花盛开

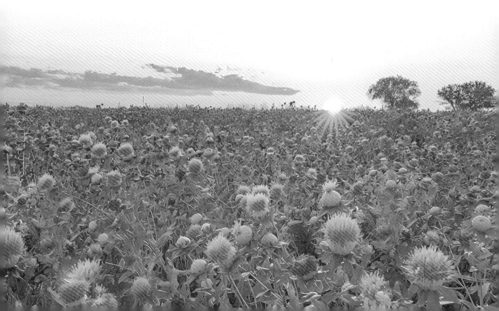

额外再说说藏红花，很多人认为藏红花产于西藏，其实西藏本身并不产藏红花，藏红花的原产地在地中海沿岸的希腊、西班牙等欧洲国家及中亚等地区，目前以伊朗产量最大。之所以用"藏"字来命名，是因为它从地中海沿岸经印度、尼泊尔、伊朗等地传入西藏，集散于西藏后转运至内地，作为贵重药材进贡朝廷，故名为藏红花。虽然《中国药典》早已将其"学名"定为西红花，但多数临床医生仍习称其为藏红花。而且，目前国内藏红花产地主要是在浙江和上海等长三角地区。藏红花活血通经功效较红花强；其次在用药量上两者也不同，藏红花大多以内服为主，用量一般控制在1~3克；红花可以内服外用，用量多为10~30克。

红花是一味临床常用中药，具有活血通经、祛瘀止痛的功效。临床多用于血滞经闭、痛经，跌打损伤，风湿痹痛等病证。红花的功效与作用较广泛。如：

（1）化瘀消斑。红花一方面色质鲜红，在古代是一种重要的染料；另一方面还能够活血通脉以达到化瘀消斑的作用。古时人们外用红花以润色，内服以养颜，所以它还是女性美容养颜的上佳之选。

（2）降血脂。红花所含有的红花油成分有降血脂的作用，可以降低血总胆固醇。

（3）活血通经。红花辛散温通，入血分，可以活血化瘀、通经，是女性调理月经的常用之物，也是女性及老年人的日常保健佳品，但用量不宜过大。

（4）消肿止痛。红花有消肿止痛的功效，适用于多种血瘀证，如胸痹心痛、肋腹疼痛、皮下青紫、中风偏瘫等症。另外，跌打损伤、劳损所致的四肢痹痛或者瘀痛，使用红花治疗效果也非常明显。

（5）降血压。红花所含有的红花黄色素能够扩张周围血管，抑制血小板聚集，降低全血黏度，从而可以起到降低血压的作用。

历代涉及红花的方剂都是大家耳熟能详的，例如：桃红四物汤，出自《医宗金鉴》，红花与桃仁、当归、川芎、生地黄、赤芍药等同用；功能养血、活血、逐瘀。血府逐瘀汤，出自《医林改错》，功能活血祛瘀、行气止痛。主治胸中血瘀、血行不畅之胸痛、头痛日久不愈，痛如针刺而有定处等症。身痛逐瘀汤，出自《医林改错》，功能活血行气、祛瘀通络、通痹止痛。主治气血痹阻经络所致的肩痛、臂痛、腰痛、腿痛，或周身疼痛，经久不愈。复元活血汤，出自《医学发明》，功能活血祛瘀、疏肝通络。主治跌打损伤，瘀血留于胁下，痛不可忍。出自《医林改错》的补阳还五汤则为补气活血的代表方，主治气虚血瘀之中风后遗症。可见红花作为活血要药，在中医临床有着举足轻重的地位。

天山雪莲

天山雪莲（*Saussureae involucrata*（Kar.et Kir.）Sch.–Bip）又名雪莲花、雪荷花，系维吾尔族习用药材，其干燥地上部分入药。当地维吾尔语称其为"塔格依力斯"。是新疆的著名特产，素有"雪山花王"之称，是新疆特有的珍奇名贵中药材。

对于天山雪莲的性味及功能主治，维医和中医有着相似见解。维医把天山雪莲当作妇科良药，认为该药性质，二级湿热；功效为补肾活血、强筋骨、营养神经、调节异常体液；用于治疗风湿性关节炎、关节疼痛、肺寒咳嗽、肾与小腹冷痛、白带过多等。雪莲最早记录于《本草纲目拾遗》，中医认为，天山雪莲味微苦，性温；功效为温肾助阳、祛风胜湿、通经活血。用于风寒湿痹痛、类风湿关节炎、小腹冷痛、月经不调。

天山雪莲为菊科植物，其干燥地上部分，可在夏、秋二季花开时采收，阴干。天山雪莲分布在新疆天山、阿勒泰山及昆仑山，生长于海拔 2 400~3 500 米之间的山坡、山谷、石缝、水边、草甸，这里平均温度 0~5 ℃，终年积雪不化，在这样的环境中一般植物是无法生存的，只有少数耐寒的苔草、蒿草和地衣类植物伏地而生。天山雪莲在这种高山严酷条件下，生长缓慢，至少四五年后才能开花结果。长期以来掠夺性的采挖使天山雪莲野生资源面临灭绝的危险，目前天山雪莲已被列为国家三级濒危物种。天山雪莲目前确实有人工种植，但因为其特殊的生长环境，决定了人工繁殖的难度极高，目前人工栽培的规模都不大，而且成本很高。

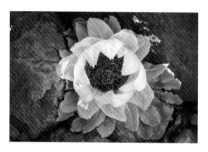
天山雪莲原植物

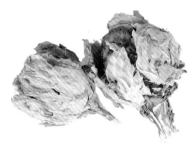
天山雪莲干花

天山雪莲的茎呈圆柱形，表面黄绿色或黄棕色，具纵棱，断面中空。完整叶片呈卵状长圆形或广披针形，两面被柔毛，边缘有锯齿和缘毛，主脉明显。头状花序顶生，10~42个密集成圆球形，无梗。苞叶长卵形或卵形。体轻，质脆。天山雪莲气微香，味微苦。内服常取3~6克，水煎或酒浸服；外用适量。孕妇忌用。

以天山雪莲为主要原料的药物制剂非常多，应用广泛。

主要包括雪莲注射液、复方雪莲胶囊、雪莲花口服液、雪莲葆春精、雪莲鹿茸血酒、雪莲脉通口服液、雪莲浸酒等。临床主要用于治疗风湿、类风湿等疾病，复方制剂兼顾免疫调节、散寒祛湿、强筋壮阳、补肝益肾、延缓衰老，用于衰老和肾虚所致的神疲乏力、腰膝酸软、阳痿早泄、四肢乏力等症。复方雪莲烧伤膏是中、藏药结合的治疗烧伤药，具有促感染性烫伤创面、烧伤创面的愈合以及抗炎的功效。

天山雪莲是新疆极为重要的一张名片。生长在天山山脉雪线之上，不输千年雪，不惧万年霜，其富有韧性的生命力让世人赞叹，也是生活在新疆这片广袤土地上各族人民精神的体现。

枸杞子

枸杞（*Lycium barbarum* L.）是茄科枸杞属多年生木本植物，它的成熟果实入药，名枸杞子。果期为 8~10 月。关于枸杞子之名的由来，李时珍曰："枸、杞二树名。此物棘如枸之刺，茎如杞之条，故兼名之。"枸杞子起源于中国，喜冷凉气候，耐寒力很强，中国北方多数省区都有栽培。枸杞子是药食两用的营养保健型蔬菜和名贵中药，民俗文化中火红的枸杞子是吉祥的象征,是中华民俗文化八大吉祥植物之一。先秦有诗《湛露》写道:"湛湛露斯,在彼杞棘。显允君子,莫不令德。"这四句话以枸杞子来赞誉尊贵君子的美德美名,说明周朝时期枸杞子在人们的生活中享有盛誉,富含文化内涵。

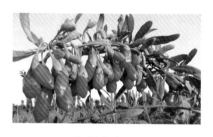

新鲜枸杞子

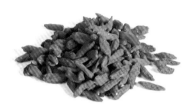

干枸杞子

一说到枸杞子,大家脑海中就会跳出宁夏枸杞子,全国各大超市的枸杞子几乎都标着宁夏产地,但事实往往颠覆我们的认知,全国最大的枸杞子交易市场也不在宁夏,而在新疆的精河县,早在1988年新疆精河县就被农业农村部命名为"中国枸杞之乡"。枸杞子也是新疆地产特色药材"疆九味"之一。

新疆精河县地处天山北部、准噶尔盆地边缘,气候干旱,气温高、日照长、昼夜温差大,加上碱性沙化砂质土壤和天山冰雪融水灌溉,成就了高品质的精河枸杞。光照充足,枸杞枝条生长健壮,使其以粒大饱满、皮薄肉厚、红润鲜甜、营养丰富、药用价值高而闻名。枸杞根系发达，抗旱能力强，在干旱荒漠地仍能生长，可耐轻中度盐渍土。精河县枸杞种植面积达12万亩，干枸杞子果年产1.5万吨。新疆种植枸杞，一方面是作为经济作物，另一方面是为了防风固沙。北屯市西南侧曾经是一片戈壁荒滩，曾经尝试大面积种植沙枣树，但是由于土层薄，土地盐碱、沙化严重，加之供水不利，沙枣树成活率不高，虽然年年栽植，但是只见投入不见成效。经多次考察，根据枸杞树喜欢盐碱沙化地且耐寒耐旱特性，成功打造了千亩枸杞种植基地，既防风固沙，又美化环境，同时还带来了可观的经济收益。

枸杞子味甘，性平。归肝、肾经。具有养肝、滋肾、润肺功效。用于治疗虚劳精亏、腰膝酸痛、眩晕耳鸣、阳痿遗精、内热消渴、血虚萎黄、目昏不明。现代药理研究表明：枸杞子中最主要的活性成分为枸杞多糖，是一种水溶性多糖，具有提高免疫功能、延缓衰老、抗肿瘤、清除自由基、抗疲劳、抗辐射、保肝、保护和改善生殖功能等作用。同时枸杞子有很高的食用

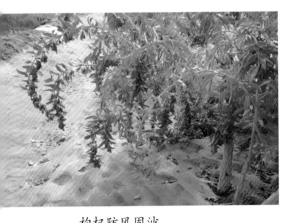

枸杞防风固沙

价值，枸杞子已被原卫生部列为"药食两用"品种，枸杞子可以加工成各种食品、饮料、保健酒、保健品等。在煲汤或者煮粥的时候也可经常加入枸杞子。种子油可制润滑油或食用油，还可加工成保健品，如枸杞子油。

甘草

甘草（*Glycyrrhiza uralensis* Fisch.）为豆科甘草属多年生草本植物。在采集到新鲜的甘草时，如果将其根剥皮入口嚼之，立刻能感到甜味，因此称为"甘草"。甘草不仅能解百药之毒，还能调和百药。甘草作为调和药，在方剂中使用频率几乎是"高居榜首"，故有"众药之王"的美称。

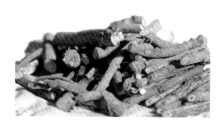
甘草根茎

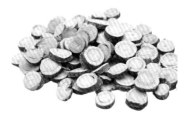
甘草根茎切片

甘草以根及其根茎入药，主要成分是三萜类和黄酮类，还含有生物碱、多糖、香豆素、氨基酸等化学成分，以及锌、钙、锶、镍等多种微量元素。甘草在中国历代本草书籍

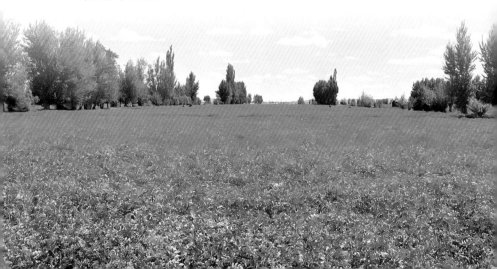

中均有记载，药用始见于现存最早的中药专著《神农本草经》，谓其："味甘，平，无毒。治五脏六腑寒热邪气。坚筋骨，长肌肉。倍力，金疮，尰，解毒。久服轻身，延年。生川谷。"该书将它列为上品。《名医别录》中称之为"国老"，乃国之重臣之意。正如李时珍在《本草纲目》中所释："诸药中甘草为君，治七十二种乳石毒，解一千二百草木毒，调和众药有功，故有'国老'之号。"甘草除了补脾益气、润肺止咳、清热解毒、调和诸药等功效外，还可用于治疗咽喉肿痛、脾胃虚寒、消化性溃疡、中毒等。因此中医药界有"十药九草"之谓。

甘草用途广泛，除药用外，还利用其甜味作烟草、食品的加味料。国外常把它制成甘草果糖。野生甘草资源几乎濒临枯竭，2021年9月被收录于《国家重点保护野生植物

新疆甘草规模化种植

名录》，是国家二级保护植物，采挖野生甘草是违法行为。甘草以人工栽培为主且不难种植，种植甘草能获较好的经济效益，并能带动当地经济发展。新疆甘草种植分布面广，产量居全国之冠。仅图木舒克市的甘草种植总面积就达 1.5 万亩。铁门关市塔里木垦区和且若垦区地处沙漠地带，土壤沙化、光照条件好，适宜种植甘草，其近万亩的甘草种植面积，为当地带来了巨大的经济效益和生态效益。

第一次见到甘草植物生长环境的人都会很惊讶，原来这么甜美的甘草生长在沙漠边缘的干旱沙地，甚至在盐渍化土壤中也可以生长。甘草抗逆性极强，主要是耐旱、耐热、抗寒，是防风固沙的优良植物，所以甘草在新疆是一个"治沙英雄"。

伊贝母

《中国药典》上的伊贝母系指百合科植物新疆贝母（*Fritillaria Walujewill* Regel）或伊犁贝母（*Fritillaria pallidiflora* Schrenk）的干燥鳞茎。伊贝母属多年生草本植物，分布

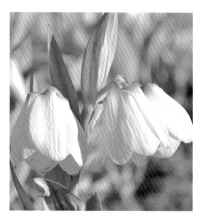

伊贝母花茎叶

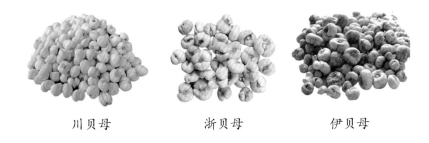

川贝母　　　　　　浙贝母　　　　　　伊贝母

于中国新疆西北部的伊宁、绥定、霍城等地。生于海拔1300~2000 米的林下或草坡上。

《中国药典》收有川贝母、浙贝母、伊贝母等品种，不熟悉中药的人还以为这些都是海边贝壳。其实川贝、浙贝和伊贝都是百合科植物地下的鳞茎，三种贝母的药性与作用有同有异，说其不同，是因为三者的性味、功效有差别；言其相同的是，这些贝母都不宜与川乌、草乌、附子同用。

川贝母产于中国四川、西藏、青海、甘肃等地。味苦、甘，性微寒；归肺、心经；具有清热化痰、润肺止咳、散结消肿的作用，较浙贝母则更能润肺止咳。

浙贝母产于浙江、江苏和湖南。味苦，性寒；归肺、心经；具有清热化痰止咳、解毒散结消痈等作用，浙贝母清热散结的功效佳。

伊贝母产于新疆。味苦、甘，性微寒；归肺、心经；具有清热润肺、化痰止咳之功效。可用于肺热咳嗽、干咳少痰、阴虚劳嗽、咯痰带血之证。

　　早在清代，新疆伊贝母便已被开发利用。当时以北疆地区的昌吉、齐台县作为药材集散市场，通过古丝绸之路的北线，用骆驼运、马驮，远销天津、广州等口岸，通称"古贝"。由于数量极少，故价格昂贵。过去，新疆伊贝母多为野生，经过几十年的开采，野生资源几乎濒临枯竭。现今，新疆伊贝母已被列入《世界自然保护联盟濒危物种红色名录》，20世纪50年代末期开始人工栽培实验，并取得成功。

　　新疆不仅是我国重要的粮棉基地，也是中药材的宝库。

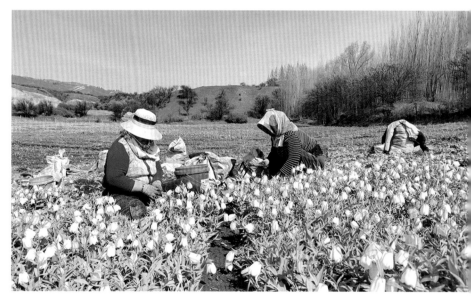

伊犁地区种植伊贝母丰收

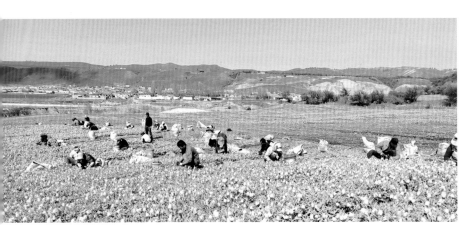

伊犁地区种植伊贝母丰收

新疆地处内陆，气候干旱，日照时间长，无霜期长，适合中药材的生长。近年来，新疆各地州积极抓住机遇，利用土地资源和气候条件等优势，探索中药材特色种植。目前，新疆各地州中，2/3 都开始涉足中药材种植，例如红花、甘草、伊贝母等新疆地产特色药材均得到了规模化种植。伊犁州巩留县莫乎尔公社把种植伊贝母作为经济发展、增加收入的重要举措，种植面积达近万亩，年均亩产达到 400 千克左右，种植面积呈现逐年扩大的趋势，后续的发展潜力巨大。

罗布麻叶

罗布麻（*Apocynum venetum* L.）为夹竹桃科植物，其干燥的叶入药。它生长于盐碱荒地、沙漠边缘、戈壁荒滩上。罗布麻是20世纪50年代被发现的，当时有植物工作者进入新疆的罗布泊，发现这种植物茎皮是一种良好的纤维原料，可以纺纱织布，故取名为罗布麻。在新疆，很多少数民族有用罗布麻的花和叶作茶的习惯，认为其能延年益寿，因此，罗布麻在新疆也被叫作茶叶花、长寿草。

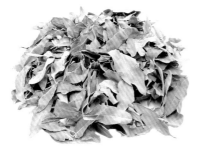
罗布麻叶

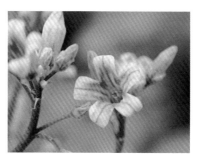
罗布麻花

在中国古代罗布麻又名泽漆，记载于《三国志·华佗列传》。华佗曾遗留下一个能延年益寿的方剂（漆叶青黏散），此方剂"久服去三虫，利五脏，轻体，使人头不白"。罗布麻不但有良好的医药价值，同时也是药食两用的植物，在饥荒年代可用作食物，明代《救荒本草》中提到采泽漆叶及嫩茎，经过炒熟，水浸淘净，油盐调食，可解饥。

罗布麻叶味甘、苦，性凉；归肝经。具有平肝安神、清热利水的功效。现代研究证实，罗布麻叶含有大量黄酮、三萜、有机酸、氨基酸等化学成分，具有降血压、降血脂、强心利尿、平肝安神、镇咳平喘、抗炎、抗过敏等作用，临床用于治疗肝阳上亢导致的眩晕、心悸失眠、浮肿尿少等症，相当于现代医学的高血压病、心力衰竭、肾炎以及缺血性心脑血管等疾病，尤其是肝阳上亢型高血压。

罗布麻以其优良的纤维特性被称为"野生纤维之王"，其单纤维的坚韧程度和细度超过羊毛，可织60支的纯细纱及160支的混纺细纱，如织华达呢、凡立丁等高级衣料。又因其具有耐腐烂的特点，罗布麻还可作为绳索、渔网丝、皮革线、高级用纸等的原料，在国防工业、航空、航海、车胎

罗布麻植物

塔里木河沿岸罗布麻花海

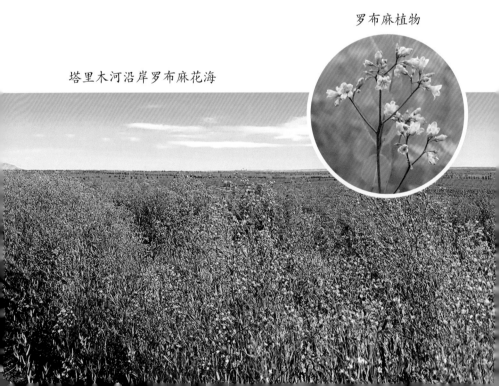

帘布带、机器传动带、橡皮艇、高级雨衣等方面均有用途。此外，罗布麻根、茎、枝、叶所含的乳胶液可提炼橡胶，是制造轮胎的原料之一。

罗布麻还有重要的生态价值。近年来，为了缓解我国土地沙漠化，利用罗布麻具备耐干旱、耐盐碱、耐寒暑、抗风沙、生态适应能力强的特点，罗布麻已成为荒漠化地区优良的水土保持植物。新疆尉犁县是全国最大的罗布麻原产地生长区，实现了罗布麻从野生到人工种植。在塔里木河下游，尉犁县通过探索"自然修复、人工种植"两种模式，已经完成罗布麻生态修复14万亩，人工种植2万亩，成为固沙成功的范例。尉犁县被称为"罗布麻之乡"。

每年五月，塔里木河沿岸的空气中开始弥漫着沁人心脾的清香，这是罗布麻花盛开的季节，塔克拉玛干沙漠边缘现"粉色花海"。万亩罗布麻花竞相开放，吸引游人纷纷前来欣赏。

新疆紫草

《中国药典》收载的紫草包括新疆紫草和内蒙紫草，为紫草科植物的干燥根，新疆紫草（*Arnebia euchroma*（Royle）Johnst.）主产于新疆。春、秋二季采挖，除去泥沙，干燥

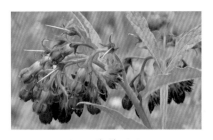

新疆紫草植物

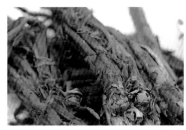

新疆紫草根

生用。紫草因其颜色而得名，李时珍在《本草纲目》中说："此草花紫根紫，可以染紫，故名。"煎其药汁，紫色甚浓，不愧为"紫草"之名。

谈起新疆紫草的历史渊源，可谓是一段非常有趣的"鸠占鹊巢"史。原来的正品紫草为清朝《植物名实图考》收录的"滇紫草"，其品种属于硬紫草类植物，产自云南、四川，为地方习用中药材，常自产自销，但未载入《中国药典》。新中国成立后，产在新疆的新疆紫草被发现，属于软紫草类植物，作为新的药用资源，并入了紫草的来源之一，1963年版《中国药典》开始收载新疆紫草。新疆紫草主要分布在新疆昭苏、温泉、乌恰、木垒、阿克苏、博乐、伊宁等地区，由于产量大，且被认为质量最佳，逐渐成为紫草商品中的主流品种。传统正品"滇紫草"入药应用范围已下降，仅"在新疆紫草供应不够时以本品代替"。2005年版《中国药典》改为只收载新疆紫草以及同样在新中国成立后才发现的内蒙紫草。2020版《中国药典》仅在中成药小儿宝泰康颗粒中用滇紫草，历代本草书籍未记载的新兴品种新疆紫草，反客为主成为紫草正品。

新疆紫草，味甘、咸，性寒。归心、肝经。功能清热凉血、活血、解毒、透疹、消斑。可用于治疗血热毒盛、斑疹紫黑、麻疹不透、疮疡、湿疹、水火烫伤等。现代研究发现，其化学成分主要含紫草醌、乙酰紫草素、去氧紫草素、异丁酰紫草素、油酸及亚油酸等。药理研究显示其有多种作用，如：紫草有抗菌抗病毒的功效，紫草醌对金黄色葡萄球菌、溶血性链球菌、大肠杆菌、痢疾杆菌、铜绿假单胞菌等均具有抑制作用；紫草素具有明显的抗炎作用，对特异性过敏反应具有抑制作用；此外，还具有抗肿瘤、保肝、止血等作用。

用紫草制作的紫草油可以很好地缓解蚊虫叮咬而引起的肿痛，并能快速止痒，对婴幼儿的"红屁股"、湿疹、痱子也有显著的疗效；同时，还可以用于缓解烧伤、烫伤引起的红肿疼痛。紫草油的制作方法简单，可以自己动手制作"万能"的紫草油：取紫草、橄榄油，比例为1：5左右，把紫草放进橄榄油中，泡制两周以上，即可使用。

另外，紫草的根富含紫草醌以及其衍生物，这些物质通过媒染的方式可以固着在织物上，呈现出极为艳丽的紫色。因此，紫草曾是中国古代紫色衣物的最重要染料。紫色曾经引领齐国时尚潮流，《韩非子》中记述"齐桓公好服紫，一国尽服紫"的盛况。紫草原先叫茈草，民间经常用紫草给丝绸染色后，"茈"后来慢慢被"紫"取代，意为"紫草染丝"的意思。

新疆紫草的生长对环境要求很高，人工栽培品的活性成分含量均达不到药用标准，因此，目前新疆紫草全为野生。《全国道地药材生产基地建设规划（2018—2025）》明确将新疆紫草纳入新疆道地药材品种，由于近年来人工过度采挖，造成新疆紫草资源匮乏，新疆紫草已成为国家二级濒危保护植物。期待人工栽培紫草技术能尽快实现突破，代替野生资源，实现资源可持续利用。

新疆阿魏

可能很多人还以为阿魏是人名，其实它是一种名贵中药材。李时珍在《本草纲目》中写道："夷人自称曰阿，此物极臭，阿之所畏也。"后讹传为阿魏。

《中国药典》收载的阿魏包括新疆阿魏（*Ferula sinkiangensis* K. M. Shen）和阜康阿魏（*Ferula fukanensis* K. M. Shen），新疆阿魏是伞形科草本植物，其分泌的树脂入药。植株生长于海拔 800 米左右的荒漠中和带砾石的黏质土坡上。阿魏所分泌的具有特殊葱蒜样臭味的油胶树脂，被历代本草收载，是中国维吾尔族、蒙古族、藏族等少数民族的传统民族药。阿魏味苦、辛，性温。归脾、胃经。功能消积、化癥、散痞、杀虫。主治肉食积滞、瘀血癥痕、腹中痞块、虫积腹痛等。除传统用法外，在新疆民间广泛用来祛风湿，治关节疼痛。现代药理研究发现，新疆阿魏树脂中含量较高的活性倍半萜和香豆素等成分，有抗神经炎症、增强人体免疫功能、抗肿瘤

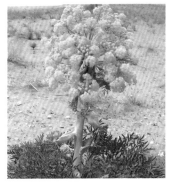
新疆阿魏植物

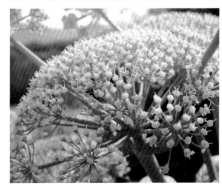
新疆阿魏花

等作用。

　　阿魏在中医中还有一种小众的用法：除臭止臭。《唐本草》注云："体性极臭而能止臭，亦为奇物也。"《本草纲目》亦载："常食用之，云去臭气。"因

新疆阿魏树脂

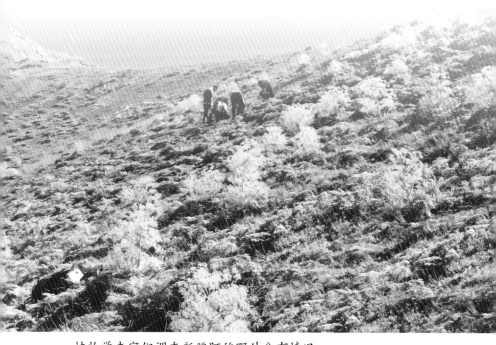

植物学专家们调查新疆阿魏野外分布情况

此，有体味之人不妨可试试这种"以臭攻臭"疗法。

　　阿魏虽然臭，但它在美食界却是一种鲜为人知的香料。餐饮中经过加热烹饪，阿魏便释放出一种温和的、令人较为愉悦的、与洋葱或大蒜相似的香味。这双重作用使阿魏成为印度美食烹饪必不可少的香料。阿魏在鱼、肉类菜肴中也有出色表现，它有助于嫩化肉质、除腥提鲜。

　　在20世纪五十年代以前，在我国新疆还没有发现阿魏，因此阿魏全部依赖从伊朗、阿富汗等进口。李时珍《本草纲目》载，"阿魏有草木二种，草者出西域，可晒可煮"，

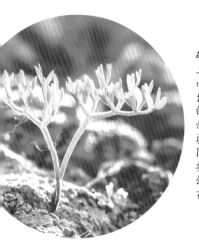

破土而出的新疆阿魏幼苗

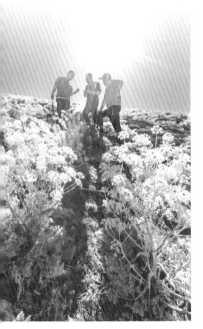

植物学专家们调查新疆
阿魏野外分布情况

可见古代阿魏主要也是从西域进口。直到1958年，在新疆伊犁州的伊宁地区发现有大面积的阿魏分布，并在新疆阜康也发现阿魏，称为阜康阿魏，经过采脂试验，证明基本与进口阿魏（*Ferula assafoetida* L.）树脂相似，并于1977年开始收录于《中国药典》。从此，阿魏不再依赖进口，而是从我国新疆自采。

自古药材界就有"黄芩无假，阿魏无真"的谚语，因阿魏珍贵，产量又少，故多有造假。阿魏形成一定的数量和规模需要几十年的繁衍，这与阿魏自身特性有关，阿魏是多年生并结果一次的草本，在它7~8年的生命周期中仅开一次花，结一次果，种子发芽率仅为

0.3%。而阿魏胶经济价值很高，由于放牧、无节制的采挖及气候的变迁，野生新疆阿魏资源逐年萎缩，目前，新疆阿魏已被列为中国二级保护重要野生药材物种，同时也被列入《世界自然保护联盟濒危物种红色名录》。面对这一现状，我们一方面急需突破人工栽培技术，实现阿魏的可持续生产；另一方面也亟须保护野生新疆阿魏，防止其进一步减少。让我们共同努力，千万别让"阿魏无真"真的成为现实。

民族医医师习用药材

　　民族医药是中国传统医药学的重要组成部分。新疆居住着维吾尔族、哈萨克族、塔吉克族等众多少数民族，在长期的防病治病过程中，各民族积累了丰富的应用植物、动物、矿物药防病治病的实践经验和生产技术，并逐渐形成了独具民族文化特色的药物学。新疆拥有阿尔泰山区、天山山脉、昆仑山区等山脉，以及伊犁河谷、准噶尔盆地、塔里木河流域等不同的地貌，南北疆差异巨大的自然环境，丰富的土壤资源及充裕的光照时间，孕育了特有的植物种群，创造了新疆丰富的药用植物资源，这些药用植物种类和其他地区有很大差异，甚至有些品种在其他地区很难见到。底蕴深厚的民族医药学无法在这里详细介绍，本辑精选三十余种维医、哈萨克医等习用或专用药材，从而管窥民族医药的浩渺与伟大。

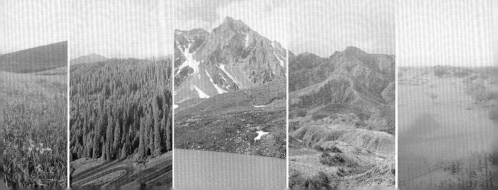

驱虫斑鸠菊

驱虫斑鸠菊（*Vernonia anthelmintica* (L.) Willd.）为菊科斑鸠属的一年生草本植物，药用部位为其成熟果实。驱虫斑鸠菊别名印度山茼香，主要栽培于我国新疆南部的和田、阿克苏及云南西部等，印度、巴基斯坦等国亦有种植。

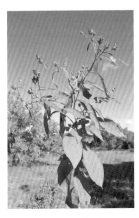
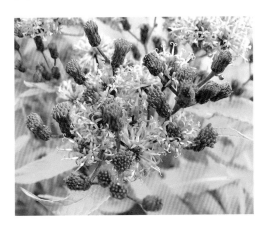

驱虫斑鸠菊　　　　　　　　驱虫斑鸠菊花

驱虫斑鸠菊在中医药中使用不多，中医古籍里也鲜有记载，始载于《中国植物志》。《新华本草纲要》记载其功能为利湿消肿、驱虫镇痛。驱虫斑鸠菊在维医中有很悠久的使用历史，早在1763年，维医古籍《药用总库》中就已有用"卡力孜然"（驱虫斑鸠菊）治疗"白热斯"（白癜风）的记载。驱虫斑鸠菊是维吾尔医学中用于治疗白癜风的重要药材，因其具有显著的促进色素沉着作用而被广泛使用。现代药理研究证实其有多种作用：①消炎作用，全草可驱蛔虫，并有消炎止痛作用；②抗癌作用，其同属植物膜鳞斑鸠菊所含的斑鸠菊内酯有抗癌作用；③促进黑素细胞增殖和激活酪氨酸酶活性的作用；④增强体液免疫功能的作用。维医将其广泛应用于生干生热、清除异常黏液质、促进色素沉着、恢复皮肤颜色、燥湿消肿、散寒止痛、驱虫等。临床上则更多用于白癜风的治疗，并取得了良好的临床疗效。

维医治疗各种皮肤病很有经验，尤其在治疗白癜风、牛皮癣等顽固性皮肤病方面颇具特色，效果比较理想。维医认为，人有四种"赫立特"，意为"身体素质"，即赫立特血（多血质）、赫立特胆汁（胆汁质）、赫立特痰（黏液质）和赫立特神经（神经质）。维医认为，白癜风多见于"赫立特痰（黏液质）"的人，属于湿寒，体内的湿寒增加导致皮肤对色素亲和力降低，皮肤不同部位对"湿度"的敏感性不同，较敏感的部位皮肤先脱色变白，形成白斑。为此，临床以温肤散寒、祛风燥湿、疏经活络、活血化瘀等为主要治则，以祛除病因，调节四种"赫立特"平衡。

中医治疗白癜风同样讲究辨证施治。中医认为，白癜风由内、外因以及情志因素致病：外因为风湿袭表，邪留滞于腠理。内因为血虚生风，血不荣肤；以及精神因素，情志内伤，肝气郁结，血不滋养肌肤致病。因此，治疗多以疏风通络、调和气血、养阴柔肝等治则，习惯使用当归、防风、紫草、苏木、补骨脂、首乌藤、鸡血藤等药物来补气血、活血通络，加之茯苓、陈皮等健脾化湿，再添加一些酸枣仁、远志等有养心安神作用的药物。

近年来，新疆各地维吾尔医医院采用以驱虫斑鸠菊为主要成分的药物内服和外敷，并结合日光浴疗法，治疗白癜风均获良好临床效果。在现代医学领域，药用植物学仍然扮演着新药开发的关键角色，例如由屠呦呦教授从中草药青蒿中提取的青蒿素，为众多疟疾患者带来了福音。同样，维药中几乎家喻户晓的治疗白癜风有效药物是复方卡力孜然酊，由驱虫斑鸠菊、补骨脂、何首乌、白芥子、蛇床子、当

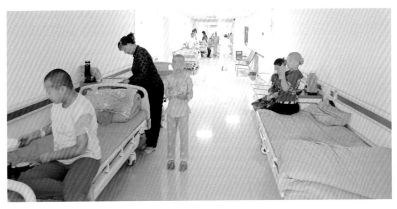

喀什地区维吾尔医医院皮肤科众多白癜风患者

55

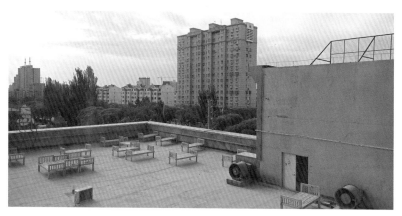

病房楼顶的床用于白癜风患者日光浴疗法

归、乌梅等药物组成,是维吾尔医学治疗白癜风的代表药物之一。这种药是用驱虫斑鸠菊为主的提取物制作而成的,维药在治疗皮肤病方面因其独特的用药和显著的疗效而闻名海内外。

我国开发新药的一条有效途径就是发掘我国宝贵的民族药资源,民族药由于其独特的地理条件,很多宝贵的药材尚未被开发利用,驱虫斑鸠菊作为民族药,还有很大的利用开发价值,等待专家研究、挖掘。

对叶大戟

对叶大戟（*Euphorbia sororia* Schrenk）是大戟科大戟属

的植物，其干燥全草入
药。对叶大戟记载于
《中国植物志》。维医称
之为"苏扎甫"，是一
年生草本，喜阳，耐干
旱，属干旱区植物。原
主要分布于中亚和我国

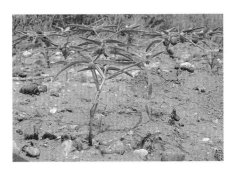

对叶大戟植物

新疆和田等地。野生对叶大戟日渐减少，近年来已经进行人
工种植。

中医使用的大戟并非对叶大戟，而是京大戟和红大戟，
对叶大戟的使用范围主要在新疆地区。京大戟和对叶大戟
在种属上接近，都为大戟科植物，而红大戟则为茜草科植
物。中医认为，京大戟（*Euphorbia pekinensis* Rupr.）和红大戟
（*Knoxia valerianoides* Thorel et Pitard）功效类似，都有泻水逐
饮、消肿散结作用，但京大戟的毒性较大。京大戟味苦、辛，
性寒，有毒。归肺、脾、肾经。主治水肿胀满、胸腹积水、
痰饮积聚、气逆咳喘、二便不利、痈肿疮毒、瘰疬疾核。因
其有毒性，《本草纲目》记载的炮制方法是：凡采得大戟以浆
水煮软与海芋叶拌蒸，去骨晒干用，海芋叶麻而有毒，恐不
可用也。据我国历代本草著作之记载，大戟与甘草配伍是禁
忌，属"十八反"之列。值得注意的是，中医历代文献记载

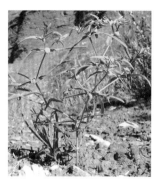
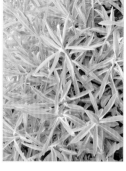
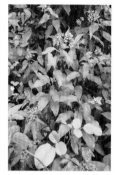

对叶大戟　　　　　　京大戟　　　　　　红大戟

的与甘草相反的大戟是大戟科植物即京大戟，而不是茜草科红大戟，虽然两者功效相近，但却是不同种属植物。

对叶大戟在维医中是一味常用药材，具有利水消肿、降压清脑、泻下杂虫的功效，多用于大便秘结、尿频、高血压头痛、肝硬化、水肿以及疥疮肿痛等病症。药理学研究表明，对叶大戟中主要含有多酚、黄酮类、萜类、生物碱类、甾醇类、酯类、脂肪油等多种生物活性的成分，是对叶大戟抗菌、降血脂、延缓衰老和抗病毒的主要有效成分。

对叶大戟是维医成药寒喘祖帕颗粒的主要组成成分之一。寒喘祖帕颗粒是在维吾尔医学经典医著《如意处方》中寒喘祖帕散基础上，经现代工艺生产的现代复方制剂，由小茴香、对叶大戟、神香草、芹菜子、玫瑰花、荨麻子、铁线蕨、胡芦巴、甘草浸膏等组成。功能镇咳、化痰、温肺止喘。用于急性感冒，寒性乃孜来所致的咳嗽及异常黏液质性哮喘。寒喘祖帕颗粒在新疆维吾尔族人中的知名度，相当于内地的感冒灵颗粒，几乎家喻户晓，也是家中常备药。

鹰嘴豆

鹰嘴豆（*Cicer arietinum* Linn.）是豆科鹰嘴豆属植物，其干燥种子入药。它是维吾尔族医师的习用药材，在《回药

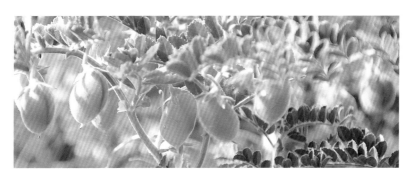

鹰嘴豆

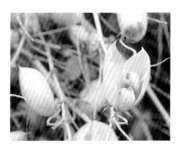

鹰嘴豆豆荚

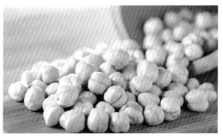

鹰嘴豆

本草》《西域药典》《古阿拉伯药典》等典籍中均有记载。鹰嘴豆在我国新疆已有 2500 年的生长历史，维医古籍《拜地依药书》载其可"强筋健肌，去寒湿，止疼痛等"。《药物之园》说它可以"增强自然能量，补肺，壮腰，生血，开胃，肥体，固发，养发，祛斑生辉等"。因此，鹰嘴豆在民间有"豆中之王"的美誉。维吾尔族医师用它治疗支气管炎、黏膜炎、霍乱、便秘、痢疾、消化不良、肠胃气胀、毒蛇咬伤、糖尿病、性欲降低、皮肤瘙痒、高脂血症、中暑等疾病。用水煮后服用，可以清除异常体液、开通体液闭阻、利尿等；醋中浸泡 1 天后，早晨空腹服用可以杀死肠道虫，鹰嘴豆榨出的油适量内服可湿润皮肤和咽喉，外用可以治疗关节痛。

中医学认为，鹰嘴豆具有补中益气、温肾壮阳、润肺

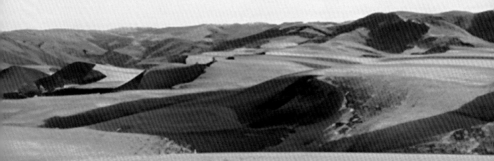

新疆昌吉州木垒县种植的万亩鹰嘴豆

止咳、利尿止痛、祛风止痒功效。《本草纲目》认为它"味甘，无毒，主消渴"。鹰嘴豆也是药食两用的珍品，在《膳食正要》《本草拾遗》等著作中均有记述。鹰嘴豆的花可以治疗痢疾，浸泡水后服用可以治疗女性白带增多等；籽粒可做利尿剂、催奶剂，可治疗失眠、预防皮肤病和胆病等。

目前，我国新疆的维吾尔医院，鹰嘴豆也常常被营养师作为营养处方推荐给减重的肥胖症患者，在平衡膳食和控制总能量的前提下，每天用鹰嘴豆替代部分肉类，不但可避免摄入过多动物性食物的危害，还有很好的减肥作用。新疆库车县维吾尔医医院治疗胃溃疡使用的珊瑚根冲剂，其主药是：珊瑚根60克，鹰嘴豆60克，巴旦木杏仁60克，海螵蛸30克，没食子20克，鸡内金150克，白矾30克，白砂糖300克。以上药材全部研磨经过细筛制成粉冲剂。初期胃

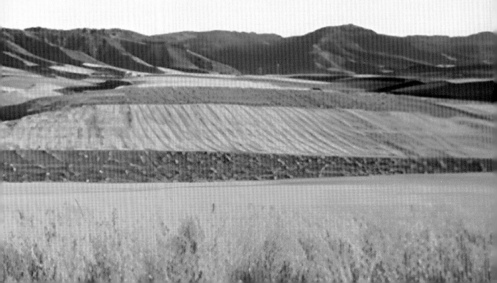

溃疡和十二指肠溃疡患者每日 3 次，每次 5~10 克，饭前服用，有良好临床疗效。

值得一提的是，新疆地区独特的生态地理环境，如地处高纬度、日照充足、远离工业污染、昼夜温差大，再加上天山雪水的滋润，使得新疆的鹰嘴豆具有非常优良的品质，新疆昌吉州木垒县有"中国鹰嘴豆之乡"之称。2004 年，鹰嘴豆被新疆卫生厅批准为"特殊营养食品"，2023 年，木垒县种植鹰嘴豆 7.6 万亩，占全国鹰嘴豆种植面积的 83%。鹰嘴豆既是维医重要的习用药材，也是天然无污染的原生态绿色食品，是大自然对新疆人民的恩赐。

新疆一枝蒿

新疆一枝蒿（*Artemisia rupestris* L.）为菊科蒿属植物，全草入药，是哈萨克医、维医的常用药材。民间作为药用的历史更为悠久，哈萨克语称为"一孜乎"，维吾尔语称为"一孜乎艾曼尼"。具有抗炎、抗病毒、解毒、保肝等功效。野生一枝蒿主要分布在我国的新疆，以及中亚、欧洲等地，在新疆主要分布于阿勒泰、伊犁、哈密等地区。

新疆一枝蒿味辛，性微温。功能祛风解表，健胃消积，活血散瘀。《本草纲目拾遗》记载的该药功效是："活血解毒，去一切积滞、沉痼阴寒等疾，祛风理怯。"用于治疗风寒感冒、食积、跌打瘀肿、风疹、蛇伤。

在《新疆中草药》中记载了与一枝蒿相关的配伍。① 治感冒呕吐：一枝蒿9克，唇香草1.5克。水煎浓汁，加糖少许服。② 治饮食过度、消化不良、胃疼胃胀：一枝蒿9克，土木香3克，水煎成汁服。

《中国民族药志》中也记载了一枝蒿用法。① 治跌打红肿：一枝蒿、当归、鹿蹄草各9克，唇香草3克，水煎服；另取一枝蒿、土当归等分，

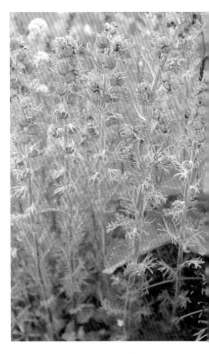

新疆一枝蒿

制成药酒外敷。② 治毒蛇咬伤、荨麻疹：一枝蒿15~24克，水煎代茶饮，同时煎汤洗患部。

新疆一枝蒿主要制剂为复方一枝蒿颗粒，主治感冒，其有抗病毒等作用。复方一枝蒿颗粒是由新疆一枝蒿、板蓝根和大青叶提取制成的复方颗粒剂，三药配伍，一方面祛风解表，另一方面辛温之品与苦寒药物并用，对郁热等邪气的透发尤为有效，在2003年"非典"疫情期间复方一枝蒿颗粒成为自治区防疫推荐药品。2020年1月在《新疆维吾尔

自治区新型冠状病毒感染的肺炎中医药防治方案》中，复方一枝蒿颗粒被列入第三种证型——邪热郁肺、肺失宣降——的推荐药品。

一枝蒿别名多达数十种，基源混乱现象严重。药材市场有将新疆一枝蒿和雪上一枝蒿混淆的现象，但两者有很大不同。新疆一枝蒿为菊科植物（岩蒿），多生长于新疆岩石戈壁滩上，功效以活血祛风、解毒止痛为主，治跌打损伤、风湿疼痛、痞块痛肿等，有小毒，但可内服。而雪上一枝蒿主要产于云南，为毛茛科乌头属植物，是云南民间广为流传和使用的治跌打、疗伤的止痛药。对于跌扑肿痛、风湿红肿，特别是各种内外伤疼痛，内服、外搽具有几乎"立竿见

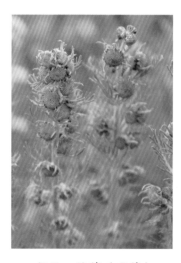
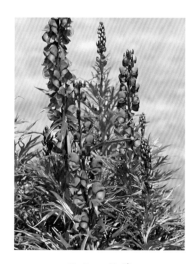

新疆一枝蒿（岩蒿）　　　　　雪上一枝蒿

影"的奇特疗效，但其毒性很大，误服或服用过量可能导致中毒死亡，因此多外用。

　　野生新疆一枝蒿自然生长的土地多为贫瘠沙地，产量相对较低，民族医所用一枝蒿药材来源主要依赖于野生资源。随着复方一枝蒿颗粒制剂、蒿蓝感冒颗粒等中成药的广泛生产和应用，市场对一枝蒿的需求量持续增长，野生资源已经难以满足市场需求。目前人工种植基地主要有阜康种植基地和乌鲁木齐南山板房沟种植基地，一枝蒿等大宗药材种植面积达近百万亩，其种植产业展现出良好的发展前景，有望成为推动当地农业发展和生态环境保护的重要因素。

阿育魏实

　　阿育魏实为伞形科糙果芹属植物阿育魏（*Trachyspermum ammi* (L.) Sprague）的成熟果实。在新疆和田、喀什地区等地区有广泛的引种栽培，在野生环境中通常生长在荒漠地带和带有砾石的土坡上。

　　阿育魏实是一种传统的维吾尔药，被《中华人民共和国卫生部药品标

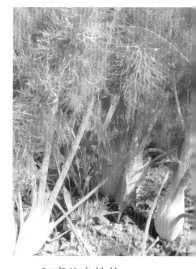

阿育魏实植物

准·维吾尔药分册》(1999年)收载。在古代应用最早记载于维医古籍《保健药园》："阿育魏实，是一种草的种子。原植物与小茴香相似，种子与芥子相似，但是比它小，气香强烈。"《药物之园》载：它"高一尺到二尺，茎从下部开始，多枝，有细沟纹，叶羽状，花为伞形，种子比洋茴香种子小，偏黄褐色，味辛，气味强烈。"

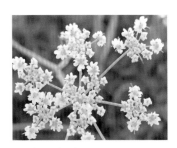

阿育魏实花

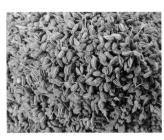

阿育魏实干燥种子

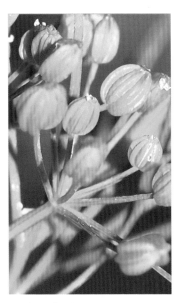

阿育魏实种子

　　阿育魏实以成熟果实入药，性温，味辛、苦，具有祛寒除湿、理气开胃、止痛之功效。常用于瘫痪、抽搐、胃寒腹痛、消化不良、膀胱及尿道结石的防治。其临床应用及相关配伍记载见于诸多著作。《拜地依药书》中治疗食不化、打嗝不止、胃寒肝虚、肾结石、膀胱结石、肠道有虫：阿育魏实5克，研成细末，开水冲下。《新疆中草药》中治疗膀胱及尿道结：阿育魏实、黑种草子、车前子各9克。水煎服。《药物之园》中治疗瘫痪、抽搐、筋肌松弛、肝脾硬：阿育魏实适量，研细粉，开水冲服。

现代药理研究表明，阿育魏实所含之麝香草酚对口腔、咽喉黏膜有杀菌、杀真菌的作用；对龋齿腔也有防腐、局麻作用。还可用于皮肤的化脓性感染及真菌或放线菌感染性疾病。此外，麝香草酚有驱钩虫之作用，服用剂量过大，患者可发生腹痛、恶心、呕吐，偶有惊厥。现已为其他毒性较小的药物所替代。

阿育魏实主要传统用法和制剂为：

（1）阿育魏实蜜膏。记载于《回回药方·三十六卷》：阿育魏实、胡萝卜子、姜皮各40克，藏红花、水龙骨各3克，芹菜根15克，乳香7.5克，吾地哈木6克，除虫菊4.5克，炼蜜477克。药物研细粉，过筛，放入炼蜜中，搅拌掺匀，制成蜜膏即可。性热。功能滋补胃脘、滋补肝脏虚弱、燥湿健胃、开通血脉、驱除肠虫、利尿排石、壮阳镇精。主治胃脘虚弱、消化不良、肝脏虚弱、口中流涎、血管硬化、肠内生虫、肾结石、尿路结石、阳痿不举、精液不足。内服：每日 3 次，每次 1~5 岁者 1~2 克、5~10 岁者 2~3 克、10 岁以上者 4~6 克。

（2）阿育魏实蒸露。记载于《阿日甫验方》：阿育魏实 1000 克，水 5000 毫升。除去阿育魏实杂质、泥沙，洗净，放入蒸馏锅后，倒进处方量之水，用温火蒸馏即成。性热。功能强筋健肌、祛寒燥湿、滋补耳目、通便壮阳。主治瘫痪、筋软无力、上肢震颤、视弱耳重、便秘、阳痿。

阿育魏实在印度等地用作烹饪香料，也作为糕点和饮料的添加剂，为食品口感增添了许多地域特色。

神香草

被誉为能吃、能喝、能看、能治病的新疆全能香料植物神香草，也叫牛膝草、柳薄荷。柳薄荷这个名字很形象，

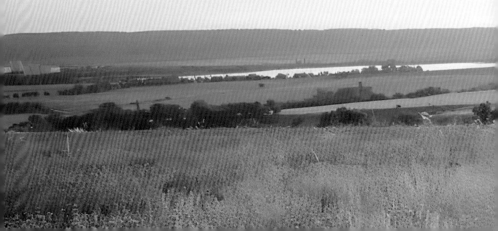

伊犁神香草花海

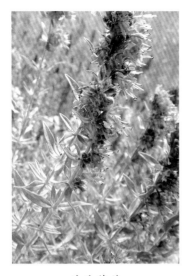

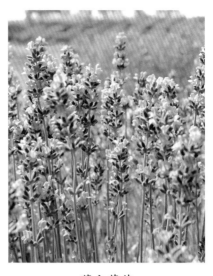

神香草花　　　　　　　　　　　薰衣草花

它虽然不是薄荷属，但含有薄荷醇，又有纤细如柳叶的叶子，叶子略肉质，上面有一些深色的"油点"，那是它的油腺。神香草（*Hyssopus officinalis* L.）为唇形科百里香属的多

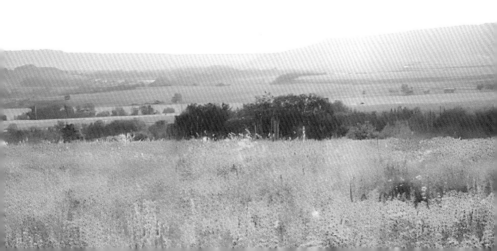

年生半灌木，其全草入药。茎多分枝，钝四棱形，有短柔毛。叶线形，披针形，边缘粗糙且有短的糙毛。神香草花呈浅蓝至紫色，远看常会误以为是薰衣草。这种植物不仅在药用和香料方面具有重要价值，亦极具观赏性。

神香草在伊犁地区有大面积种植，和薰衣草一样，它不仅是观赏植物，也是重要的经济作物，广泛用来制作干花、精油等。神香草的味道和薄荷相近，常在烹饪中取其茎叶柔软的部分，为汤或凉拌菜增添一抹清爽之味。叶子可做成酱或料理的调味料，维吾尔族人喜欢用它的茎叶和花作为香料，也常被用来泡制茶饮，配上砂糖、蜂蜜和果汁，制成的饮品很好喝。用神香草全草蒸馏后的精油呈现无色或者淡黄色，有温和的清甜香味，少许的薄荷味。这个精油可以点按在瘀伤上，可消炎止痒去瘀血。用在护肤品中或是跟基础油混合来护肤时，可以软化皮肤，淡化痘印等。如同唇形科的其他植物，如果您在家里种一盆小小的神香草，可以驱除蚊虫。

中医认为，神香草味辛，性凉。功能清热发表、化痰止咳。主治感冒发热、痰热咳嗽。神香草也是维医传统的药用植物，功用与中医药类似，具止咳化痰、平喘利肺之功效。维医认为，哮喘是由于"乃孜来"异常引起的。"乃孜来"是机体正常存在的一种体液。当机体外感寒邪，这种体液会沉积于气道，向内渗透，刺激气道痉挛，产生咳嗽、喘逆等症状，多用温热药治疗。《拜地依药书》记载：神香草、马蔺花根各 60 克，蜂蜜 360 克。用 1000 毫升水煎煮至剩一半时过滤挤汁，加入蜂蜜制成舔剂即可。性干热。功能温肺止咳、化痰平喘。主治湿寒性久咳、哮喘等呼吸系统疾病。内服，每日 1 次，每次舔服 9 克。

神香草在欧洲、中东等地也有悠久的历史。在古代欧洲，神香草既是一种庭院装饰植物，也作为宗教神圣植物种在教堂寺院以净化空气，更作为草药被珍视。神香草做漱口水，香味可以瞬间清新口气，还可以帮助消化；嫩叶还可用于沙拉、花草茶中；风干后的叶子可用作香料；开花前的带有花穗的枝叶也会用来酿酒，酿出的酒味道醇香，有一种奇特的香气。总之，神香草集食用、药用、蜜源、观赏植物、芳香油经济作物于一身，在全世界都有大面积的栽培，备受欢迎。

洋甘菊

洋甘菊（*Matricaria chamomilla* L.）据说来自古老的古希腊语，意思是"大地的苹果"，因为它散发着淡淡的苹果香气，这也是很多人爱上洋甘菊的理由之一。洋甘菊是一种原产欧亚大陆温带的植物，新疆本身也是野生洋甘菊的原生区域。洋甘菊因为具有特别的香味，在草坪出现之前，它曾是英国花园中不可或缺的地被植物，是欧洲很普遍的家庭园艺植物。

洋甘菊是世界上历史最悠久，使用最广，记录最完整的药用植物之一。其干燥头状花序入药。作为菊科植物家族的成员，现在有两种常用的药用洋甘菊：德国洋甘菊和罗马洋甘菊，在植物学上是同科不同属的植物，因此在作用上也略有不同，花形也不一样。德国洋甘菊花蕊明显而尖尖地突出，又被称为野菊花；而罗马洋甘菊的花蕊则是较扁平，花朵类似雏菊，比德国洋甘菊大，味道闻起来甜美、清新，有苹果般的果香。

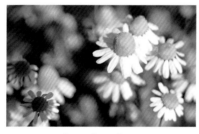
德国洋甘菊

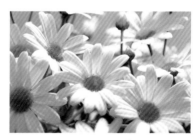
罗马洋甘菊

在我国，洋甘菊的原产地主要在新疆伊犁地区，罗马洋甘菊和德国洋甘菊都有大面积种植，因为这里跟欧洲德国、意大利的气候条件很类似。就品质而言，新疆伊犁地区洋甘菊品质最好，因为洋甘菊出油的主要成分十分依赖气候

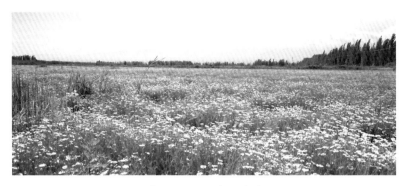

伊犁地区千亩洋甘菊基地

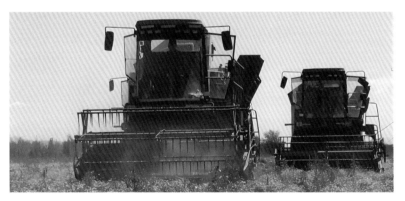

伊宁县收割机正收割洋甘菊

条件，气温不能太高且不能太潮湿，日照足够时间长。这些条件在新疆伊犁地区都是很有优势的。新疆伊犁地区从霍城县到伊宁察布查尔县拥有绵延数千亩的洋甘菊基地，是国内最大的洋甘菊基地，伊犁也被称为"中国香料之乡"。

洋甘菊是最常用的芳香植物之一，欧洲人和亚洲人都喜欢用它来泡茶，其芳香怡人，可以缓解消化道疼痛，有助于睡眠。洋甘菊提炼出来的洋甘菊精油是极为常用的香水和护肤品原材料之一，它有助于减轻忧虑紧张，对失眠很有帮助，还可以为护肤品或香水提供特别的香气。

中医使用洋甘菊文献记载较少。中医常用的甘菊主要以其加工法和各产地不同加以区分，包括：① 白菊，采集花枝，阴干使用。② 滁菊，采集花序，经硫黄熏过，晒至六成干时，用筛子筛成球状，晒干使用。③ 贡菊，采集花序，烘干。④ 杭菊，有杭白菊、杭黄菊两种，杭白菊摘取花序，蒸后晒干；杭黄菊则用炭火烘干。中医认为，甘菊功能疏风清热、明目解毒。例如中医名方杞菊地黄丸，有滋肾养肝的功效，用于肝肾阴亏之眩晕耳鸣、羞明畏光、迎风流泪、视物昏花。

维医称洋甘菊为巴木乃，为新疆维医习用药材，一年生草本，于夏季采集开放的花朵、晒干，或割取全草、晒干。维医古籍《药物之园》记载，性质"一级干，二级热"。功效为补益神经、止痛消肿、发汗通便、利尿通经。《拜地依药书》记载，其"具有开通阻塞、软坚消炎、祛寒止痛、消除黑胆质性和黏液质性伤寒、排出肾结石、利尿、通经、堕胎、清理全身、祛风止痒、补脑、补神经、消除肝脏炎肿、消除各种乃孜来感冒、消除眼痛等作用"。常用制剂如祖卡木颗粒，由洋甘菊、山柰、睡莲花、破布木果、薄荷、大枣、甘草、蜀葵子、大黄、罂粟壳组成。功能调节异常气质、清热、发汗、通窍。用于感冒咳嗽、发热无汗、咽喉肿痛、鼻塞流涕。祖卡木颗粒对新疆地区的人们而言几乎家喻户晓，在治疗感冒、咳嗽等常见疾病中，有着明显的疗效。

巴旦杏

巴旦木（*Amygdalus comnnis* L.，巴旦姆、巴达木）是由波斯语 Badam 的音译，为蔷薇科李属落叶乔木植物，其果实入药称为巴旦杏。花期3~4月，果期5~6月。巴旦杏和杏仁，虽然同是干果，但

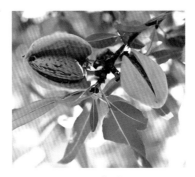

巴旦杏果

按植物分类学，是两种不同的植物。杏是桃属中扁桃亚属的植物。巴旦杏果小，果肉干涩无汁，通常不能食，主要食用其内部饱满的仁，仁有特殊的甜香风味。巴旦杏是新疆维吾尔人民最珍视的干果，常用于制作药用保健品，是新疆传统的药用资源，主要产在南疆喀什绿洲的疏附、英吉沙、莎车、

叶城等县。莎车巴旦杏获得新疆维吾尔自治区的国家三部委地理标志保护。每逢初秋，到了巴旦杏成熟季节，维吾尔族人民就成群结队地前去采摘，巴旦杏有"西域臻品"之称。

巴旦杏营养价值非常高，是维吾尔族人传统的健身滋补品，仁内含植物油 50%~60%，蛋白蛋 20%~30%，淀粉、糖 10%~15%，并含有少量维生素和消化酶、杏仁素酶，同时含有铁、钴、钙、镁、钠、钾等多种微量元素。素来被维吾尔族人民视为长寿果。

中医很早就开始使用巴旦杏，主要用于治疗虚劳咳嗽、心腹逆闷。《本草纲目》记载："巴旦杏甘，平温，无毒。"《饮膳正要》谓其可"止咳，下气，消心腹逆闷"。巴旦杏在维药上用途很广，约 60% 的药方中都配有它。维医认为，巴旦杏三级干热，味苦，有毒；用于治疗高血压、神经衰弱、皮肤过敏、气管炎、小儿佝偻等疾病。

根据植物种子苦或甜分为苦巴旦杏和甜巴旦杏两种。甜巴旦杏可健脑开窍安神、明目益肾，可促进儿童大脑发

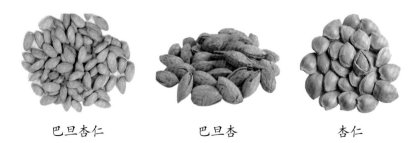

巴旦杏仁　　　　　巴旦杏　　　　　杏仁

育；对老年人则有健脑安神作用，可用于老年性脑萎缩、老年性痴呆症的食疗。苦巴旦杏具有消痞散结、止咳平喘、润肺、润肤的作用，主治咳嗽气喘、脾胃积滞。例如葡萄干配洋茴香烂煮挤汁，澄清后配巴旦杏仁油口服，治痰质性寒咳。此外，《拜地依药书》还记载："苦巴旦杏仁具有除斑生辉，祛风止痒，祛寒止痛，杀虫愈疮的作用。主治蝴蝶斑，荨麻疹，牛皮癣，耳痛，头癣等病症。"目前，苦巴旦杏的应用主要有：

（1）驱虫作用。维医在长期的医疗实践中发现苦巴旦杏有驱虫作用。对人体蛔虫、钩虫及线虫均有效。

（2）治疗皮肤病。将苦巴旦杏研成糊状，外用于黑痣和雀斑，有明显去除效果。如与醋或酒调可润肤，还可用于治疗其他皮肤病（如顽固性和扩散性脓水疮、湿疹、荨麻疹等）。

现代医学研究发现，苦巴旦杏还有抑菌以及抗肿瘤作用。可抑制伤寒、副伤寒杆菌。苦杏仁苷具有良好的抗肿瘤作用，被用于癌症的辅助治疗。

琐琐葡萄

琐琐葡萄为葡萄科植物葡萄（*Vitis amurensis* Rupr）的

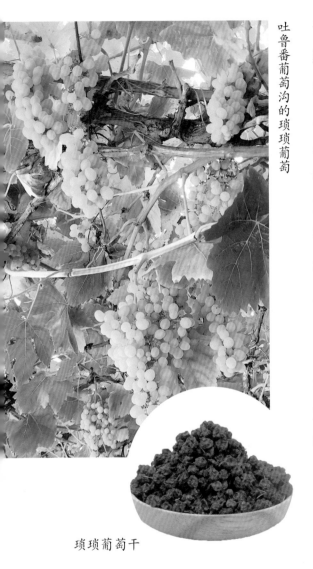

吐鲁番葡萄沟的琐琐葡萄

琐琐葡萄干

干燥成熟果实，是新疆维吾尔族人民喜爱的果品，也是维医习用的一种药物。因其果粒细小如豆粒，果穗呈索索状而得名。主产于新疆吐鲁番、鄯善、喀什、和田等地。琐琐葡萄历史悠久，见诸各种文献之中，李时珍《本草纲目·果部·葡萄》记载："西边有琐琐葡萄，大如五味子而无核。"《明史·西域传》说："小而甘，无核，名琐琐葡萄。"

中医认为，琐琐葡萄可以补气血、强筋骨、利小便。《本经逢原》记载其有强肾功效："琐琐葡萄、人参各一钱。火酒浸一宿，晨涂手心，摩擦腰脊，能助脊力强壮，若卧时摩擦腰脊，力助阳事坚强，服之尤为得力。"《太平圣惠方》记载，其可治热淋，小便涩少，碜痛沥血："葡萄（绞取汁）五合，藕汁五合，生地黄汁五合，蜜五两。上相和，煎为稀饧，每于食前服二合。"

维医认为，琐琐葡萄有健脾胃、理肺生津、清血补肾、除忧虑之功效。葡萄既可单独食用滋补身体，还可与其他药物配伍治疗某些疾病，如配鲜奶。葡萄干配伍少许巴旦杏服用可治神经病症、萎瘦营养不良、内脏虚弱。葡萄干配倒提壶和青蜜枣服用止心悸，可用作为心脏病患者的保健食品。葡萄干配洋茴香烂煮挤汁，澄清配巴旦杏仁油口服用治痰质性寒咳。葡萄干因糖和铁含量较多，为儿童、妇女及体弱贫血者滋补佳品。葡萄干也可成为年老体弱及胃肠消化能力弱者的滋补营养品。

提起琐琐葡萄，就不得不提起维医独具一格的食疗特色。维医食疗在多年实施"辨证施食"的基础上，根据维医基础理论结合现代临床营养知识，及各类体质患者不同的食治要求，通过搭配病食、药膳、菜谱调和与稳定体内环境，从而防病防治。维医营养学将每味食物按草药学的性能功效进行分类，并用以指导食物应用于保健和防病治病，分为三种类型：

（1）医食型食物：进食后以治疗作用为主，营养作用为辅的食物。例如，玫瑰花酱、石榴酱、藿香酱、无花果酱、胡萝卜酱、蜂蜜、巴旦仁、核桃等。此类食物不仅为人体提供必需的各种维生素和矿物质，满足营养需要，同时对人体因缺乏这些物质而引起的疾病起治疗作用，与此同时还有开胃、使大小便通顺、调节性情、去火制怒、保证人体正常的新陈代谢等功能。

（2）食医型食物：进食后主要获得营养，而治疗作用次要的食物。如苹果、香梨、石榴、桃子、葡萄、无花果、西瓜、萝卜等。

（3）绝对性食物：进食后不起治疗作用，仅有饱食作用的食物。如多数蔬菜类、鸡肉、鸽肉、羊羔肉、牛制品、面条、鸡汤、鸡蛋汤、菜汤、大米、玉米、面粉等。

琐琐葡萄就属于食医型食物，其化学成分比较多，但主要有效成分是芳香物成分、植物抗毒素、类胡萝卜素、白藜芦醇、果糖、儿茶素、花青素、柠檬酸、维生素类、氨基酸类及黄酮类等，琐琐葡萄中还存在钾、钠、锌、硒等多种微量元素。但因产地不同，化学成分及微量元素的含量也有差异。现代药理证实，琐琐葡萄所含的反式白藜芦醇和糖苷白藜芦醇可以抑制低密度脂蛋白质的氧化，降低血小板聚合，减少癌症的发生；植物抗毒素有抗真菌，抗氧作用；类胡萝卜素可阻止肿瘤基因的转化；儿茶素、花青素、黄酮类有抗氧化、抗炎、防腐、抗动脉粥样硬化、降血脂、减少心血管病发生的作用。临床应用也证明琐琐葡萄有补血、清血、补气、健身强体的作用，而新疆产葡萄脂肪含量又较其他地区产的葡萄低，所以可供一些特殊疾病患者食用，用于气血亏虚所致的贫血、头晕、心悸、乏力等病症。

孜然

　　"没有一个新疆人的生活是可以和孜然毫无关系的"。这句话虽有某些夸张，但确实说出了孜然在新疆各族人民中的地位。是的，孜然早已渗入到新疆各族人民生活的方方面面。孜然的学名为枯茗（*Cuminum Cyminum* L.），是维吾尔语音译，也叫安息茴香、野茴香，为伞形科孜然芹属一年生

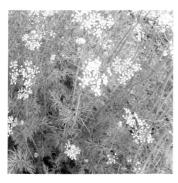

孜然植物

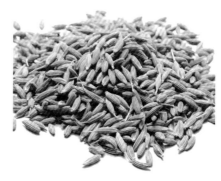

孜然

草本植物。它的原始产地在北非和地中海沿岸地区。孜然主产于新疆喀什、和田地区，以及焉耆盆地、吐鲁番等地。新疆孜然种植产业经过多年选育发展，遍布南疆，占了全国产量的90%。南疆的铁门关市，具有丰富的光热资源、独特的地理位置和气候优势，非常适合种植孜然，仅铁门关市就拥有十余万亩孜然种植基地。

孜然为重要的调味品，气味芳香而浓烈，适宜肉类烹调；孜然还是维药中必不可少的药材，它的果实入药，理气开胃，并可祛风止痛。《唐本草》记载，将孜然炒熟后研磨成粉，就着醋服下去，还有治疗心绞痛和失眠的作用。在中医典籍《普济方》中，有用孜然治疗消化不良和胃寒、腹痛等病症的记载。因此，素有胃寒之人，平时可以在炒菜或烤肉的时候放点孜然，以祛除胃中的寒气。

现代药理研究表明，孜然果实挥发油的化学成分主要为单萜、倍半萜、芳香醛、枯茗醛、酮醚、苯并呋喃等化学成分，而且采收期不同，其含有量及组分也有所差异，共同构成了孜然特异的香味和药理功效。这些化学成分使孜然具备了抑菌抗炎、缓解痉挛、祛痰镇咳、抗血小板聚集、抗氧化和降血糖等作用；与中医之所谓散结水肿、祛风散寒、暖胃健脾、利水逐水等功效有一定的相关性，临床可治疗疝气、淋病、睾丸肿胀、血凝经闭、胃寒呃逆、胃腹胀痛、食欲不振、小便不利等病症。

维医经典著作《阿日甫验方》记载了消食膏配方与制作：孜然 200 克，黑胡椒 60 克，干姜 80 克，云香叶 80 克，白胡杨碱 20 克，肉桂、桂皮、桂枝、毛甘松、麦加香脂树子、洋乳香各 8 克，蜂蜜为总药量的 3 倍。先将孜然筛去砂土，拣去杂质，置于罐内，加醋约高出孜然四指，浸泡 25 小时后捞出，阴处晾干，其他上述各味取处方量之药物，研成细粉，取炼蜜和白胡杨碱研成细粉，搅拌掺匀，再加入孜然捣碎，而后混合全部备好的药物，搅拌均匀，制成蜜膏剂。其性干热，功能温热开胃、通气止痛、腹泻疼痛，主治胃寒纳差、腹胀气阻、大便稀薄、小儿疝气。每日 3 次内服，每次 5~10 岁者 1~2 克、10 岁以上者 3~4 克。5 岁以下者忌服。

如果不深入了解新疆少数民族的文化，我们可能难以完全领会维吾尔族同胞对孜然的独特情感。在内地，人们往往将孜然与羊肉烧烤的香气联系在一起，但对维吾尔族同胞而言，孜然不仅是撒于牛羊肉上的香料，更是纵情驰骋于雪山草原、沙漠戈壁的渴望，是延续文化繁衍和昌盛的民族医药。

菊苣根

菊苣根是菊科菊苣（*Cichorium glandulosum* L.）属的多

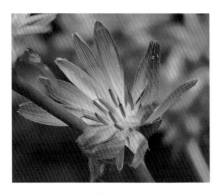
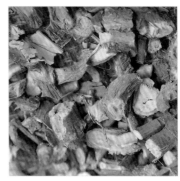

菊苣花　　　　　　　　　菊苣根

年生草本植物的地下根茎，菊苣又叫蓝菊，花果期为5~9月。菊苣根是一种维医、蒙医习惯使用的药材。一般在秋季采挖，地上部分、根和种子等均可入药，除去杂质，晒干备用。

　　菊苣的药用历史非常悠久，早在1000多年前就被多部著名的维吾尔医药学专著收载。成书于11世纪的《晒尔赫艾里卡农》（汉文译为《注医典》）中记载，菊苣根能解毒虫之毒，取适量根研细粉，与适量调和剂制成软膏，外敷患处治疗毒虫叮伤。14世纪新疆和田著名的维吾尔医药学家阿吉·再努勒·艾塔尔，用波斯文编写的维药专著《拜地依药书》记载，菊苣性味一级末湿寒，功能消退伤寒、开通肝阻、清热解毒，主治伤寒、肝有阻滞、药物中毒、毒虫咬伤等。近代著名的维吾尔医学药学家穆罕默德·伊明塔孜胡尼于1904年用察哈台文撰写的汉文译为《药物之园》中记载，菊苣根功能散发异常体液、清理消化道、纯化血液、消退内脏炎肿、消除慢性伤寒等。他著的另一部汉文译为《药物之秘》中记载，菊苣子功能降低过盛胆液质和血液质、通阻利尿、疗各种肝脏疾病。1970 年新疆部队后勤部卫生部编写的《新疆中草药手册》收载，菊苣功能清肝利胆，主治黄疸型肝炎。1977 版《中华人民共和国药典》首次将菊苣收入。从以上历史沿革可以看出，菊苣的用药历史悠久，且一直延续至今。在不断摸索与总结中，菊苣的药用功效和主治范围已经接近现代医学的研究成果。同时维吾尔族医药学在发展过程中深受中医药学的影响，长期以来吸收阿拉伯、古希腊医药之所长，诞生了众多群星荟萃的医学家。这些医学家不仅构建了维吾尔族医药学独特的基础理论，还积累了丰富的临床经验。维吾尔族医药学文化广泛流传，发挥着神奇的效用。

菊苣药味苦、咸，性凉。具有清热解毒、健胃消食、利尿消肿的功效。对高尿酸血症、高脂血症、糖尿病都具有很好的调节作用，并且可明显改善由高嘌呤饮食引发的高尿酸血症及腹型肥胖。其作用机制可能是通过降低肝脏乙酰辅酶 A 羧化酶、脂肪酸合成酶，以及黄嘌呤氧化酶的活性，从而发挥综合调节尿酸及腹部脂肪堆积的作用。菊苣也是维医著名复方护肝布祖热颗粒、炎消迪娜儿糖浆、复方木尼孜其颗粒的主要成分之一，有显著的保肝护肝效果。目前这三种 复方制剂，在新疆各地维吾尔医院的使用十分普及。

菊苣作为食材也有悠久的历史，早在 2000 多年前，菊苣就写入了古罗马诗人贺拉斯记述自己饮食的日记里："橄榄、菊苣及冬葵是我的粮食。"而法国烹饪中菊苣叶作为菜食用，亦由来已久，以大蒜炒香伴以肉类及马铃薯，突出菊苣叶的微苦及辛香口感。法国拿破仑时期，咖啡供应短缺，菊苣根经过处理后，作为咖啡代用品，掺杂进咖啡中，这也是今天菊苣根在英、美等地作为廉价咖啡代用品的起源。

菊苣的种类和品种较多，经过几个世纪的人工选育，已发展出多种用途的植物，外观上差异也较大，有菜用品种、药食两用品种、饲用品种和花卉观赏品种。菜用品种有叶用型、叶球型和根用型。药食两用品种是在野生品种基础上选育出来的，在一年内的不同生长阶段，通过人工干预可分别用作食用和药用目的。目前在我国，现代食用的菊苣品种大多是 20 世纪 80 年代从欧洲引进的，作为一种蔬菜，社会需求量大，有很高的经济价值。2005 年联合国粮食及农业组织指出，中国是菊苣食材及生菜的主要产地之一。在新疆主要分布在北疆，在伊犁、阿勒泰都有大面积规模化种植。

刺糖

刺糖为豆科骆驼刺属植物骆驼刺（*Alhagi pseudoalhagi* Desv.）枝叶分泌的液体经浓缩凝结而成的淡黄色糖粒，是一种传统的维医常用药物，具有鲜明的地域特色。骆驼刺数百年来在中国新疆、印度北部、伊朗、巴基斯坦、埃及等地作为药用植物。

我国新疆维吾尔自治区是刺糖的主产区，每年夏季 7 月份，在塔克拉玛干沙漠、准噶尔盆地刺糖产区气温高于 30 ℃，地表温度高达 40~50 ℃，且极度干旱，降水量少，在这种高温干旱恶劣的环境下，骆驼刺通过枝叶分泌糖汁的方式来减少自身水分的蒸发，进而形成刺糖。采收刺糖时，以布铺地，敲打枝叶，这时糖粒就会脱落，去净枝叶、沙石杂质后，留下黄白色、圆球形的小颗粒，就是刺糖了。

骆驼刺生长的戈壁

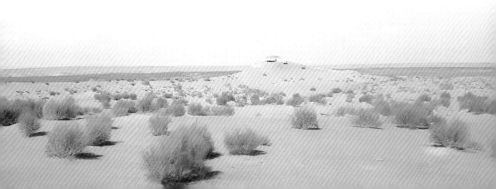

　　维医将之与其他药材配伍，用于治疗痢疾、腹泻、胃脘胀痛、血尿、糖尿病及儿童便秘等疾病，是用于滋补强壮和平衡体液、润肠通便、调节内分泌的常用药物。中医使用刺糖也有具有悠久的历史，在中国古代，因其珍贵稀少，作为朝廷贡品，称为刺蜜。刺糖始载于《本草拾遗》："主骨热，痰嗽，痢暴下血，开胃，止渴除烦。"《本草纲目》把刺糖列为药中上品，据记载其甘平无毒，有清热解毒、滋养强健、平衡体液、涩肠止痛、祛痰止咳之功。《新疆中草药单方验方选编》有一治顽固性头痛的方剂：刺糖2克，骆驼蓬草1克，骆驼蹄草2克。共研末，每日服3次，每次1~2克。维医在长期的用药实践中，通过总结经验用方剂并将其

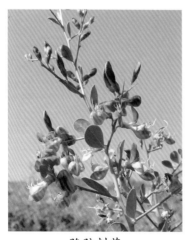

骆驼刺花

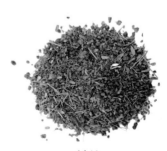

刺糖

功效固定，包括单方或复方、内用或外服，形成了鲜明的民族医药特色，丰富了中国传统医药学。

现代医学研究发现，刺糖的主要成分为单糖聚合成的具有分枝的酸性杂多糖，这些单糖以葡萄糖为主，另外还包括半乳糖、鼠李糖、阿拉伯糖、甘露糖、葡萄糖醛酸、半乳糖醛酸。另外，刺糖中还含有少量的黄酮类化合物、氨基酸、挥发油、微量元素等，这些化学成分使刺糖可用于治疗痢疾、腹泻、消化不良，也可用于治疗牙痛、顽固性头痛、痔疮，除作为药用外还可制成滋补饮品。

走进塔克拉玛干沙漠，便会看到一簇簇微微泛绿、零星分布的伞状植物，在茫茫戈壁中随风摇曳，颇有一番"草色遥看近却无"的意境。中国科学院新疆生态与地理研究所曾凡江教授进行了较深入的研究，利用骆驼刺的生物特性，将它们用在防

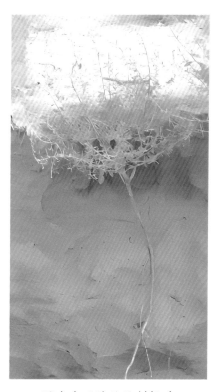

深达地下的骆驼刺根系

止土地沙漠化、改良新疆土地盐渍化。新疆骆驼刺的分布面积占草地总面积的3.03%，骆驼刺有深达地下20多米的庞大根系，来获取沙漠宝贵的水源，起着防风固沙作用，是草食家畜不可缺少的饲草种类之一，更是戈壁滩和沙漠中骆驼等野生动物生命的绿洲。因此，"像骆驼刺一样深深扎根荒漠"的说法，是对屯垦戍边，扎根边疆的人们极高的赞誉。

黑种草子

　　黑种草子为维吾尔族习用药材，为毛茛科植物腺毛黑种草（*Nigella glandulifera Freyn et Sint.*）的干燥成熟种子。在新疆主要是人工栽培。秋季采收成熟果实，除去果皮，晒干。如收获过晚，种子散落，产量会减少。

　　中医认为，黑种草子味甘、辛，性温。功能补肾健脑、活血通经、利尿排石、通乳。用于治疗耳鸣健忘、须发早白、月经不调、经闭乳少、水肿、热淋、石淋、白癜风。维医古籍里有很多使用黑种草子的记载。《注医典》治坚硬肿瘤、扁平疣、黑斑、白斑、脓性疮疡、皮肤瘙痒：取适量黑种草子，研成细粉，用适量葡萄醋制成敷剂，敷于患处。《注医典》还记载，治感冒头痛、面瘫：取适量黑种草子，

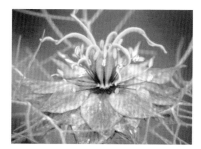

黑种草花

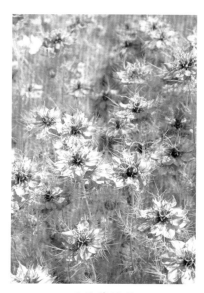

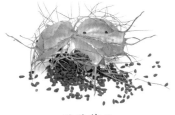

黑种草植物　　　　　　　　黑种草子

浸泡于适量葡萄醋中，过一夜，研成细粉，适量吸入鼻孔。《拜地依药书》治脱发、白发：取适量黑种草子，研成细粉，用适量溶化的蜂蜡、指甲花油制成软膏，涂于患处。《药物之园》治皮肤燥痒：取适量黑种草子，研成细粉，与玫瑰花油制成敷剂，敷于患处。《维吾尔药志》治瘫痪患者舌部麻木：黑种草子、硇砂、姜、黑胡椒、荜茇、芥子、硼砂、牛至、墨盐各等量；粉碎成细粉，过箩，混匀；适量撒于舌部，每日2~3次。在《中医皮肤病学简编》中还收入了治疗白癜风的蛋黄油搽剂：羊油1千克，鸡蛋20个，黑种草子100克，丁香100克，红芥子100克，黑芝麻100克；将羊油置锅内滚开，鸡蛋取黄，倒入油锅内，炸至褐色，用勺把蛋黄捣成小块，约 10 分钟，切勿炸黑焦，捞出蛋黄，用此蛋黄油；再将丁香捣碎，开水浸 24 小时，呈稀糊状，倒入蛋黄油锅内片刻，烘干，炒出，研磨，将黑种草子、红芥子、黑芝麻倒入锅内，小火加热，使红芥子变颜色为度，约 25 分钟放凉，过滤，去渣即成膏状；外搽。透过以上有迹可循的文献典籍，显示出黑种草在不同民族与宗教文化中具有举足轻重的地位。

另外，从黑种草子中提取的油，拥有近千年的使用历史，在烹饪和医学上都占有重要地位。黑种草子油中富含肉豆蔻酸、棕榈酸、硬脂酸、花生四烯酸、蛋白质和维生素、钙、叶酸、铁、铜、锌和磷等成分，其中最重要的几种活性化合物是百里香醌、结晶黑尼酮和胸腺嘧啶，这几种化合物决定了黑种草子油的抗菌、消炎、抗氧化、抗真菌、抗癌等作用。黑种草子油在治疗头痛、偏头痛和止脱、乌发都有神奇的效果。此外，伊朗研究人员开展的一项研究显示，在减轻手部湿疹严重程度方面，黑种草子油与倍他米松护肤霜一样有效，证实了其在皮肤护理方面的显著效果。

黑种草的种子在国外被称为"Black Seed"，在阿拉伯国家中，因为伊斯兰教的先知穆罕默德向他的追随者极力推荐黑种草子，并宣称"除了死亡，它可以治愈任何疾病"。因此，黑种草子被誉为"被祝福的种子（the Blessed Seed）"。在国外商店，如果你看到"Black Seed Oil""Nigella Seeds Oil"，就是指的黑种草子油商品。

药蜀葵

药蜀葵（*Althaea officinalis* L.）是锦葵科蜀葵属多年生直立草本植物，是新疆道地药材，维吾尔名称为"阿克来里"。原产于中国四川，故名曰"蜀葵"。在15世纪前后传入欧洲，也成为欧洲的常用药用植物。

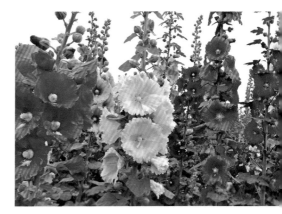

五彩缤纷的药蜀葵花朵

目前国内主要分布于新疆塔城地区。药蜀葵根、花、子均可入药，药蜀葵种植三年以后采挖根部。

夏日里最艳丽的花，一定少不了蜀葵，五彩缤纷的花朵加上高大挺拔的躯干，可达1~2米，又名"一丈红"，想不引人注意都难。烈日下的蜀葵开得格外艳丽，虽"浓妆艳抹"却不显俗气，蜀葵花开近端午。唐代岑参的《蜀葵花歌》写道："昨日一花开，今日一花开。今日花正好，昨日

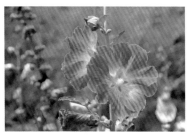

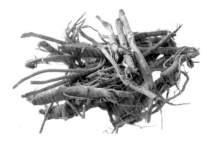

药蜀葵花   药蜀葵根

花已老。始知人老不如花，可惜落花君莫扫。"

中医常用药蜀葵根入药，认为其具有清热解毒、排脓利尿功效，用于治疗肠炎、痢疾、尿道感染、小便赤痛、子宫颈炎、白带。《本草纲目》记载蜀葵花有和血润燥、通利二便的功能："治带下，目中溜火，和血润燥，通窍，利大、小肠。"维医则认为，蜀葵花具镇静安神、止咳平喘、发汗透疹之功效，收载于《维吾尔药材标准》。药蜀葵种子在维医中应用广泛，在维医中常用的复方抗病毒药中常有此药。药蜀葵根一直被用作祛痰镇咳药，有解表散寒、利尿止咳、消炎解毒之功效。

现代药理学发现，药蜀葵根和叶中含有黏质、多糖及果胶等，可作为润滑药，用于黏膜炎症，起到保护、缓解刺激的作用，如上呼吸道黏膜炎、支气管哮喘等。药蜀葵中有机酸、酚酸类化合物有桂皮酸、阿魏酸等，桂皮酸具有解热

镇痛、抑菌抗氧化、抗病毒、保护血管、利尿等作用。药蜀
葵根含有的木犀草素、山奈素及槲皮素等黄酮类成分是蜀葵
花发挥其利水、抑菌作用的功效成分之一。

　　维药蜀葵子是维医热感赛比斯坦颗粒的主要组成药物
之一。作为一种传统的维药，蜀葵子具有生湿生寒、成熟
异常胆液质、清热止咳、消炎止痛、清肠除疡、利尿排石
等多种功效，用于干热引起的咳嗽、肠道溃疡、膀胱及肾
结石。以蜀葵子为主要成分的维药复方制剂有：① 治疗风
热感冒的降热比那甫西糖浆；② 调节内分泌，增强免疫功
能，治疗肝胆炎症、皮肤疾病及排除体内毒素的复方木尼孜
其颗粒；③ 治疗支气管扩张、肺脓疡、肺心病、肺结核的
复方巴旦仁颗粒；④ 治疗感冒咳嗽、咽喉肿痛、鼻塞流涕
的祖卡木颗粒；⑤ 其他，如益脑吾斯提库都斯糖浆、解毒
苏甫皮赛尔尼塔尼胶囊等合剂。其中热感赛比斯坦颗粒是民
族药物中发展迅速的单一品种，是维吾尔民族专门用于治疗
感冒、支气管炎、咽喉炎肿、气管炎、肺炎等呼吸道感染疾
病引发的咳嗽、咳痰、咳喘等症状的经典良药。该处方最早
记载于维医《卡拉巴丁艾再木》，在 1874 年出版的维医典籍
《医科思热·爱扎穆》也有收载。由于其疗效好、见效快，已
成为新疆各民族治疗各类咳嗽并且家喻户晓的常用药。

地锦草

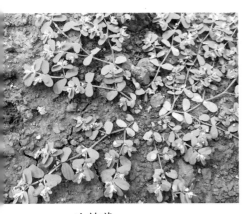

地锦草

地锦草为大戟科植物地锦（*Euphorbia humifusa* Willd.）或斑地锦（*Euphorbia maculata* L.）的干燥全草。又名血见愁、奶汁草，在全国各地广泛分布，以全草入药，是一种常用中药材，也是维吾尔和藏、蒙药材。

地锦草始载于宋代的《嘉裕本草》。功能清热解毒、利湿退黄、活血止血。主用于治疗痢疾、泄泻、黄疸、咳血、吐血、尿血、便血、崩漏、乳汁不下、黄疸、尿路感染、蛇咬伤、头疮、皮肤疮毒。本品清热解毒效果上佳，是解毒止痢之专药。地锦草还有散血止血之作用，其可促进因扭伤、跌打损伤导致的局部瘀血消散；同时可治疗刀伤造成的出血不止。地锦草是民间止血良方，故称之为"血见愁"。另外，地锦草可促进胆红素的代谢与排出，保护肝脏，可用于治疗湿热黄疸。

地锦草也是维医、藏医、蒙医的常用本草，因此又具有民族医药的属性。地锦草维医习用名为夏塔热，意思是"攻毒排毒之良药"。维医主要采用地锦草复方治疗手癣、体癣、足癣、花斑癣、银屑病，认为其具有清除异常黏液质、胆液质及败血、消肿止痒的功能。新疆各地维吾尔医院应用维药夏塔热（地锦草）制剂治疗癣，都有良好临床效果。

癣病的起源复杂，西医认为癣是由霉菌所致，当人体抵抗力下降时，发生皮肤破损、菌群失调，致病性霉菌则大量繁殖，侵入皮肤而引起癣的发生。维医认为，人的体液由血液质、黏液质、胆液质和黑胆质构成。这四种体液来源于四大物质和气质，决定了人的精神状态，四种体液比例失调，机体就会呈现病理状态。皮肤病的首要原因是异常的黏液质和胆液质（气质体液失衡）所导致的。

维药历史悠久、博大精深，在其形成和发展过程中，受到阿拉伯、古希腊等医药影响，并与中医药学交融，是我国民族药的独立分支，也是中国传统医药学的重要组成部分。许多被西医、中医视为治疗棘手的疾病，如白癜风、牛皮癣采用维医的医疗手段却能收到奇效。

菟丝子

菟丝子（*Cuscuta chinensis* Lam.）为旋花科菟丝子属植物，以其干燥成熟种子入药，在全国各地广泛分布，是一味很常用的中药材。菟丝子是寄生草本植物，通过纤弱的茎丝缠绕其他植物，茎丝上伸出一个个的尖刺，刺入宿主的体内，吸取宿主养分。它这种与宿主相互依存，紧密相连的生存方式常用来比喻青年男女之间复杂而美好的爱情关系，激发了古代文人墨客的创作灵感，诗仙李白在《古意》中则写道："君为女萝草，妾作菟丝花……若识二草心，海潮亦可量。"

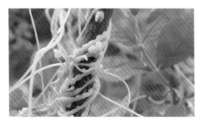 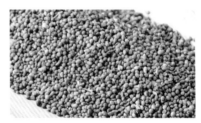

菟丝子缠绕寄生其他植物　　　　　　　菟丝子种子

菟丝子的药用最早记载在《神农本草经》中："主续绝伤，补不足，益气力，肥健……久服明目，轻身延年。"菟丝子是一味补肾、肝、脾之良药，中医认为，菟丝子具有补益肝肾、固精缩尿、安胎、明目、止泻之功效，外用具有消风祛斑之功效。常用于肝肾不足、腰膝酸软、阳痿遗精、遗尿尿频、肾虚胎漏、胎动不安、目昏耳鸣、脾肾虚泻，外治白癜风。

菟丝子作为维医的常用药材，多用于复方制剂。如维医古籍《药物精华》收载的护肝布祖热颗粒，由菊苣子、菟丝子、菊苣根、芹菜子、芹菜根、小茴香、茴香根皮等道地药材组成。有显著的保肝护肝效果，被誉为维药中的"肝脏保护神"。护肝布祖热颗粒目前被收录于《中华人民共和国卫生部药品标准·维吾尔药分册》。《药物精华》记载的炎消迪娜儿糖浆，由菊苣根、菊苣子、菟丝子、牛舌草、大黄、睡莲花、玫瑰花等道地药材组成，可用于治疗各种肝炎、胆囊炎、尿路感染等，具有利尿、消肿、降热、止痛之功效，被誉为维药中的"天然抗生素"。

香青兰

香青兰（*Dracocephalum moldavica* L.）为唇形科青兰属植物，全草入药，是蒙医、维医的习用药材。蒙古语名为"昂凯鲁莫勒·毕日阳古"；维吾尔语名为"巴迪然吉布亚"，始载于维吾尔古典医籍《阿里卡农》。分布于新疆东部、内蒙古等地的干燥山地、河谷、河滩多石处。

香青兰味甘、苦，性凉。归肺、肝经。功能泻肝火、清胃热、止血。用于治疗头痛咽痛、黄疸、吐血、衄血。香青兰含有挥发油、多糖类等多种化学成分，现代多用于治疗冠心病心绞痛以及心脏病、高血压引起的心神不安、头晕、

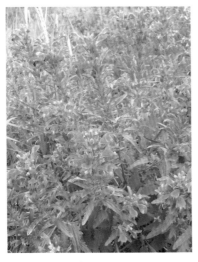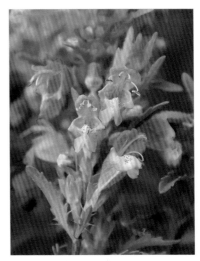

香青兰植物　　　　　　　　　香青兰花

心烦、气喘。

　　香青兰并非为常用中药，但蒙医和维医却对其有大量需求，且历史悠久，应用十分广泛。许多著名的维医传统验方都有香青兰，其中香青兰作为主药的益心巴迪然吉布亚颗粒用于治疗神疲失眠、心烦气喘、神经衰弱等病症，在新疆少数民族地区接受度高，临床使用量大，在维医中地位等同于中药逍遥丸。

　　在维药中有着速效救心丸称号的养心达瓦依米西克蜜膏，其主药为香青兰、西红花、牛舌草花等26味道地药材，经现代化提炼浓缩等多道工序制成维药独特的蜜膏剂型，在治疗冠心病心绞痛、脑血管病头痛等病症中显出良好疗效。

在新疆维吾尔医院中也被广泛使用，但维药的应用基本上都在新疆维吾尔自治区范围内。

香青兰的干燥成熟果实香青兰子，也为维医习用药材，具有双补心脑、爽心悦志、镇痛止咳的功能、用于治疗心脏虚弱、心律不齐、各种伤寒等。香青兰子作为复方木尼孜其颗粒的主要成分之一，为国家医保目录品种、中药保护品种，被纳入《少数民族药临床用药指南》。复方木尼孜其颗粒组方包括香青兰子、菊苣子、洋甘菊等药材，能调节体液及气质，为四种体液的成熟剂。用于调节内分泌，增强免疫力，治疗肝胆炎症、皮肤疾病、排除体内毒素等。

香青兰在新疆各山区均有分布和人工栽培，香青兰的嫩茎叶可凉拌烹调，做凉菜食用。另外，用干燥的茎叶可制作柠檬系调味料或香囊。

云香草

成语"书香门第"相信大家都耳熟能详，但究竟何谓"书香"呢？可能知道的人并不太多。

原来"书香"竟与云香草有关。古人称云香草为芸香草，因其香气迷人，素有"香王"之称。古人为了防止蛀虫蚕食书籍，便把云香草放置书中，使书不被虫咬。书中清香之气，日久不散，打开书后，飘满一室，人清气爽，故此草深受读书人和藏书家的钟爱，对高雅的典籍赋予"书香"的美称。由此世代流传，现代多指代笃好读书和崇尚文化。至今，国内外许多图书馆仍用云香草装袋，放在存放古籍的地方防虫，来保护珍贵的典籍。

云香草（*Cymbopogon distans*（Nees）Wats.）是禾本科香茅属植物，全草入药，花果期6~10月。生长于海拔2000~3500米的山地、丘陵、河谷、干旱开旷草坡。现全国各地已经广泛种植。

中医认为，云香草味辛、微苦，性温。归膀胱、肺经。具有解表、利湿止痛、止咳平喘的功效。能治风湿筋骨酸痛、腹胀痛、咳嗽、哮喘等病症。全草含酸性皂苷类物质、鞣质、蛋白质、黏液质、

云香草叶

云香草植物

苦味质、糖类及酚性物质。现代医药将云香草制成的浸膏片、云香草气雾剂等，可以有效治疗慢性支气管炎。

云香草在维医中的用法与中医类似，维医也认为云香草具有散寒渗湿、止咳平喘作用，是著名维药寒喘祖帕颗粒的重要成分之一。早在 1336 年艾克木·穆哈穆德·努尔编著的《贾米依拉基》中记载了寒喘祖帕颗粒，具有镇咳、化痰、温肺止喘的功效。寒喘祖帕颗粒于 1998 年被载入《中华人民共和国卫生部药品标准·维吾尔药分册》，是国家基本药物、国家医保品种。

云香草也是新疆维吾尔民族的常用食材，新疆美食中常用云香草做香料和配菜，有独特西域风味。这里简单介绍几款美食。

云香草炖土豆汤（也叫波斯洋葱汤）：洋葱切碎丁，下油锅煎至透明后加入少量番茄膏，煎至颜色均匀红亮；土豆

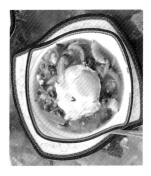
云香草炖土豆汤

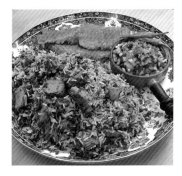
云香菜末米饭

去皮切大块，下入锅中；加入盐、胡椒粉和姜黄粉调味；1分钟后加入干云香草，10秒后即加入大量水，开大火，打入整颗鸡蛋，水开后中火炖煮10分钟。这是一道新疆维吾尔族同胞非常传统，但作为游客却很难得吃到的家常炖菜。

云香菜末米饭：菜末由云香草、茴香、法香等组成，这种米饭中要放入蒜提味。此米饭一般配鱼食用，是维吾尔族人日常主食之一。浓浓的西域风情，也是难以忘怀的美味。

红景天

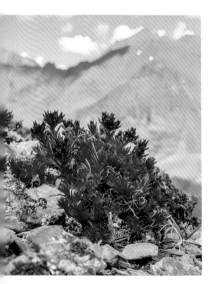

红景天生长环境

红景天（*Rhodiola rosea* L.）为景天科红景天属多年生草本植物，其干燥根及根茎入药。在我国，红景天主要分布于新疆天山山脉、西藏、四川等高海拔地区，这些地方的海拔高度在1800~3000米，并且这些地区具有高寒、紫外线强、昼夜温差大的特点。

提到红景天，大家第一反应可能是它的抗"高反"作用，很多人可能也是因为到西藏等高海拔地区旅游才认识这味药的。去西藏旅游的人们进入高原地区前，都会被提醒服用含有红景天的中成药，或者用红景天泡茶，这样就可以提高体力耐力，减少高原反应。

但其实红景天的药用价值远不只抗"高反"，它是一味作用广泛的中药。中医认为，红景天味甘、苦，性平。归肺、心经。有活血止血、清肺止咳之功，适用于咳嗽、咳血、咯血、肺炎等

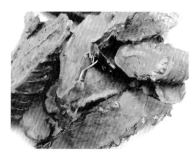

红景天根茎切片

病症的治疗。李时珍在《本草纲目》中称："红景天，本经上品，祛邪恶气，补诸不足，已知补益药中所罕见。"红景天虽然补益功效强大，难得的是它性味平和，即使常年服食也不会出现口干、唇燥等副作用。现代药理研究表明，红景天具有抗炎、抗氧化、抗疲劳、抗缺氧、延缓衰老、抗癌、保肝护肝、减缓轻度阿尔兹海默病症状，以及潜在治疗帕金森病、重度抑郁症的药理作用。作为一种传统药食两用中药材，2002年红景天还被列入我国卫生部颁布的"可用于保健食品的物品"名单中。

红景天同时也属藏医、维医、哈萨克医的常用药。藏药名叫"索罗玛布"，在藏医《四部医典》《晶珠本草》中

均有记载，干燥根及根茎入药，有"高原人参"的美誉。被用于"治各种肺病和泻痢，浸泡液洗浴具有润肤作用"。传统藏药方剂中，本品以单味制成索罗玛宝颗粒，可用于高原适应不全症；与沙棘果膏、鸡蛋参、烈香杜鹃等配伍制成五味红景天丸，主治流行性感冒、头痛、呼吸急促等病症。

由于过度放牧和人为的无计划采挖，红景天的野外分布数量受到严重破坏，红景天于 2021 年 8 月被列入《国家重点保护野生植物名录》。红景天耐寒耐旱，对土壤要求不十分严格，目前已经广泛栽培于新疆伊犁、阿勒泰、西藏山南，以及四川西部、东北长白山区等地。

薰衣草

薰衣草（*Lavandula angustifolia* Mill.）是唇形科薰衣草属半灌木或矮灌木，全草入药。6 月开花。全株略带木头甜味的清淡香气。原产于地中海沿岸、欧洲各地，伦敦南区的

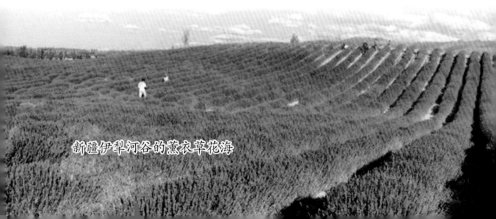

新疆伊犁河谷的薰衣草花海

熏衣山、法国的普罗旺斯都以种植薰衣草而闻名，并成为世界闻名的旅游胜地。在新疆伊犁，薰衣草也被叫解忧草，是纪念汉朝的和亲公主"解忧公主"，为西域和汉室带来长久和睦。为了表达对公主的敬

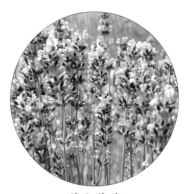

薰衣草花

意，以及对和平愿景的珍视，当地人便叫它解忧草。

我国于 1952 年引种薰衣草，1964 年引入新疆。经过新疆伊犁人数十年的精心培育，在天山脚下伊犁河谷薰衣草的种植已形成规模，伊犁成为世界第三大薰衣草种植区。2003 年新疆伊犁被农业农村部命名为"中国薰衣草之乡"。薰衣草广泛应用于医药、化妆品、园林及食品等行业，天山山脉腹地的新疆伊犁哈萨克自治州，是我国薰衣草种植加工的主要基地，也是亚洲地区最大的香料生产基地。

薰衣草是治疗伤风感冒、腹痛、湿疹的良药。中医认

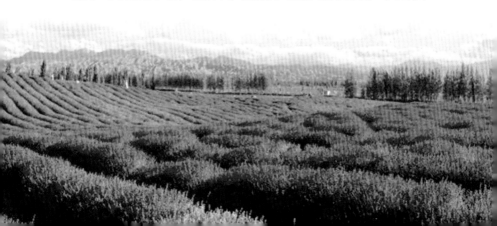

为，薰衣草味辛、性凉，香气清新，性质温和，它的茎、叶、花都有药用价值，全草皆可入药。《中华本草》载其："清热解毒，散风止痒。主治头痛，头晕，口舌生疮，咽喉红肿，水火烫伤，风疹，疥癣。"

在新疆各地维吾尔医院，薰衣草是常用的维药。维医认为，其性味为二级干热，功能生干生热、成熟异常脾液质、清除黏液质、清脑补脑、强筋健肌、消炎止痛、祛风散寒、养经安神。可以治疗湿寒性或黏液质性或脾液质性疾病，即各种神经系统疾病，如瘫痪、面瘫、颤抖症、癫痫、健忘、神经衰弱、忧郁症、失眠、坐骨神经痛及关节疼痛。

薰衣草还是新疆少数民族喜爱的食材，常见食疗方如下。

（1）薰衣草茶：许多甜品、蛋糕、面包的制作中也都可加入薰衣草干花，提高香气；当然最方便的食用方式是将薰衣草干花冲泡成茶饮；薰衣草茶具有镇静、松弛消化道痉挛、清凉爽快、消除胃肠胀气、助消化、预防恶心晕眩、缓和焦虑及神经性偏头痛、预防感冒等众多益处，沙哑失声时饮用也有助于恢复，所以有"上班族快乐小伙伴"的美名。

（2）薰衣草香煎鸡排：薰衣草作为一种香辛料在西餐中也十分常见；鸡腿去骨后用薰衣草、香芹粉、香蒜粉、意大利综合香料、迷迭香、白酒、蒜头等香料混合腌制3小时；将鸡腿放入锅中，以中火加热，煎至表面呈金黄色；再放入

100 ℃的烤箱中,烤5分钟即可。

薰衣草除了药用、食疗,更有观赏价值。薰衣草是新疆伊犁的一张闪亮的旅游名片。薰衣草因其 "Waiting for love"(等待爱情)的花语以及芬芳怡人的香气成为了许多女孩了心中的最爱,能一睹这具有美好寓意的浪漫薰衣草,是爱情男女们心中的梦想。每年7月"塞外江南"伊犁河谷就成了一个薰衣草的世界,雪山下延绵百公里的薰衣草花海,掩映在落日下的天山,壮阔又美丽。吸引全国各地游客前来观赏,带动了旅游业和服务业。

小茴香

小茴香为伞形科植物茴香(*Foeniculum vulgare* Mill.)的干燥成熟果实,其根、叶和全草均可药用。多年生草本,全株表面有粉霜,具强烈香气。全国各地有栽培。主产于新疆、山西、内蒙古、甘肃、辽宁。

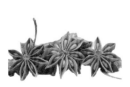
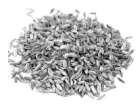
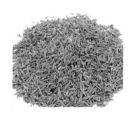

| 大茴香 | 小茴香 | 孜然 |

中国古代没有小茴香，其为外来物种，是从丝绸之路番外传入中原。中药材中茴香分两种，分别是大茴香、小茴香，大小茴香都是常用的药食两用食材。大茴香是我们生活中的常用调料八角茴香，原产地于我国。小茴香味辛，性温。归肝、肾、肺、胃经。功能散寒止痛、理气和胃。用于治疗寒疝腹痛、睾丸偏坠、痛经、少腹冷痛、脘腹胀痛、食少吐泻、睾丸鞘膜积液。中医使用时常和他药配伍使用，如：《本草汇言》将小茴香与高良姜、香附、乌药等同用可治胃寒气滞之脘腹胀痛；《医学发明》将小茴香与乌药、青皮、高良姜等配伍组成天台乌药散治疗腹痛。

小茴香不仅是一味常用中药，其嫩叶更是餐桌上的佳肴。小茴香全株具特殊香辛味，常用于肉类、烧饼等面食的烹调，能除中和肉腥气，茴香饺子是遍布我国大江南北的家常主食。小茴香的主要成分是葑酮、草蒿脑、柠檬烯、茴香脑、小茴酮、茴香醛等。其香气主要来自茴香脑，茴香醛等香味物质，这些物质能刺激胃肠神经、促进唾液和胃液分泌，起到增食欲助消化的作用。

中国民族药、中药及中西复方中采用小茴香药材的品种达100余种。小茴香也是维医非常重要的习用药材，而且应用非常广泛。维药小茴香露作为民族药物在新疆具有很长的使用历史，并作为单方药品种收载于《中华人民共和国卫生部药品标准·维吾尔药分册》。

维医将临床上常用的药物分类为调节药、成熟药、清除药等。成熟药一般具有成熟异常合立体（致病体液），为顺利清除异常合立体创造必要条件，有平衡体液、调整气质的作用。小茴香、小茴香根就是属于异常黏液质成熟药。同时，小茴香还作为主药出现在许多的维医复方制剂中。例如：维医中家喻户晓的著名制剂寒喘祖帕颗粒，处方中的小茴香、芹菜子为主药，具有温肺化痰、清除寒性乃孜来的作用；全方具有镇咳化痰、温肺止喘的功效。寒喘祖帕颗粒用于急性感冒、寒性乃孜来所致的咳嗽及异常黏液质性哮喘。乃孜来泛指病毒、细菌等多种致病因素。

最后，考个是否了解新疆的小知识点，小茴香就是孜然吗？不是。虽然它俩的果实特别像，但二者是完全不同种属的香料。孜然来自伞形科孜然属植物的种子，而小茴香为伞形科茴香属植物种子。生活中新疆少数民族就很讲究，炖煮羊肉用小茴香，羊肉烧烤用孜然。

小茴香作为经济作物在新疆有很大产量，新疆岳普湖县、策勒县种植小茴香历史悠久，种植规模逐年扩大，受到农民群众广泛认可，是农民实现增收的重要途径。农业农村部已经批准对策勒小茴香实施农产品地理标志登记保护。2023年，新疆岳普湖县成功申报了铁力木小茴香的国家地理标志品牌，并获得"中国小茴香之乡"称号。

桑椹

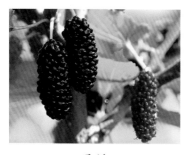

桑椹

桑椹（*Morus alba* L.）原产于中国中原地区，已有约4000年的栽培史，其干燥果实入药。在商代，甲骨文中已出现"桑""蚕""丝""帛"等字形。到了周代，采桑养蚕已是常见农活。春秋战国时期，桑树已成片栽植。中国是世界上最早开始养蚕缫丝的国家，丝绸是东方古老文化的象征之一。中国的种桑养蚕技术为古丝绸之路的繁荣提供了物质基础，同时丝绸之路沿线古埃及、印度、古希腊、古罗马、阿拉伯、波斯等国家的商贸需求，也推动了桑树的种植和丝绸生产技术的不断进步和发展，将华夏民族的农耕文明传播到世界各地。桑椹也从中国中原地区沿丝绸之路，散播到中东、北非、欧洲各国。

早在汉代，桑随着养蚕和丝绸技术传入了新疆，桑、蚕、丝绸在当地人的生活里占据了重要的地位。和田地区生产的"艾得来斯"绸，饮食里的桑椹，以及桑叶、树皮的药用几乎渗透到生活的方方面面。阿克陶县有个"玉麦"乡，就是以桑树命名的，因为在维吾尔语里把桑树称"玉麦"。沿着丝绸之路不少地方都有以桑来命名的地名。和田是丝路要冲，也有不少与桑有关的故事和传说。"桑林叠翠"曾是和田的八景之一，植桑养蚕、缫丝织绸是和田人的古老产业。

　　沿着古代的丝绸之路，从哈密—吐鲁番—乌鲁木齐—库尔勒—库车—阿克苏—喀什，深入到村镇，处处是桑树。街旁路边，水渠沟壑，房前屋后，遍植桑树。五月桑、六月杏、七月瓜、八月桃子、九月葡萄。在维吾尔人的生活中，桑椹是一年中最早上市的水果，在维吾尔人聚居的南疆村庄，五月下旬，初夏的暖风，金黄的麦浪，桑椹才肥杏又黄，房前屋后桑树上一串串黑红的桑椹成熟，便是一年中瓜

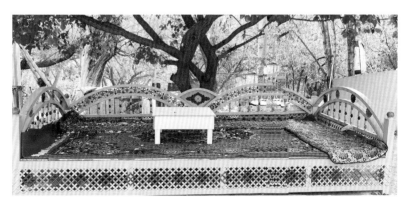

桑树下摆上凉床喝茶聊天招待客人

果飘香幸福生活的开始。

早在 2000 多年前，桑椹就已是皇家御用的补品，历代医家也大力推崇，男人吃了可补肾固精，女人吃了可养颜抗衰，深入人心。在民间桑椹更是有"人间圣果""补血果"之称。《本经逢原》中最早记载："桑椹，手、足少阴、太阴血分药。"《本草纲目》中记载："桑椹捣汁饮，解中酒毒、利水气、消肿、滋阴补血，用于肝肾不足、精血亏虚、头晕目暗、耳鸣失眠、须发早白等。"桑椹也有生津润燥、乌发明目、生津润肠、养颜美容的功效，并有一定的美容价值。

桑椹也属于维医习用药。《维吾尔医常用药物》一书中也把枝、叶、果入药，功效与中医大致相同。桑椹为一级热，二级湿。功能补血、健脑、软坚、增强性机能、强肝脾，用于治疗贫血、精神不振、失眠健忘、性欲减退、便秘等病症。

现代研究表明，桑椹中分离检测出的化合物多达百种，主要的活性物质有多酚、多糖、挥发油、儿茶素、槲皮素等多种化合物。桑椹能够提高人体免疫功能、改善睡眠、延缓衰老、降血糖、降血脂、预防动脉粥样硬化，是一种理想的保健食品。桑椹是首批入选卫生部"药食两用"名录的品种。

莳萝

莳萝（*Anethum graveolens* L.）是伞形科莳萝属中唯一的植物，一年生本草。"莳萝"一词出自中古波斯语。莳萝原产地中海一带，传入我国后在东北、甘肃、广东、广西等地有栽培。莳萝喜温暖湿润的气候，不耐高温、干旱或严寒。嫩茎叶也供作蔬菜食用。

早在 5000 年前，莳萝就被当作药用植物，记载于古埃及纸莎草纸之上，表明其有"镇定""缓和"作用。古希腊人也认识到莳萝具有安神的作用，他们常常在睡前把莳萝的叶片覆盖在眼睛上，使自己能够安然入睡。后传至欧洲，莳萝成为很常见的香草植物，用于腌制海鲜类，尤其适用于三文鱼料理，可令鱼肉更滑嫩清鲜，故莳萝被称为"鱼之香草"。

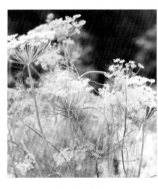
莳萝植物

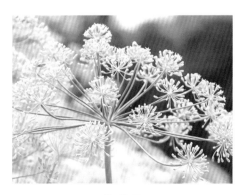
莳萝花

　　莳萝又随着古丝绸之路，途经西域传播到中国。在晋朝裴渊所著的地方志文献《广州记》记载："生波斯国。孜然色黑而重，莳萝子色褐而轻，以此为别。莳萝子善滋食味，多食无损。"这说明，早在晋代，人们已经对来自波斯的调味香料孜然和莳萝有了清晰鉴别。莳萝传入我国后，除了当成调味料，中医也逐渐发现其药用价值。我国五代时期的药学文献《日华子诸家本草》中，对莳萝就已有"健脾，开胃，温肠，壮筋骨，治肾气，杀鱼肉毒"的记载。至明代，李时珍在《本草纲目》中对莳萝的药用价值做了较为详尽的记录，指出莳萝的果实味辛、性温，具有开胃健脾、散寒止痛、杀虫消食、调气止呕的功效，可定腰齿之疼、解鱼肉之毒。《本草纲目》对莳萝的记述，已经接近现代药理学研究结果。

　　莳萝叶片、茎、果实，含有丰富的苯丙素及三萜类化合物，使其具有温和的辛香味。莳萝主要有效成分为黄酮类、糖苷类、生物碱、维生素、矿物质、蛋白质和精油。具

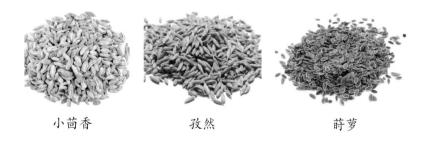

小茴香　　　　　　孜然　　　　　　莳萝

有镇静、缓解疼痛、健胃等作用，治疗闭经、糖尿病、心血管疾病等病症。莳萝精油可促进消化、舒缓疲惫的神经，并具有杀菌功效，还有助于伤口的愈合；此外还具有轻微的利尿作用，可作为一种天然的解毒剂。

小茴香、孜然和莳萝植物外观非常近似，单从植物叶、花外观区分比较困难，只有在果实成熟后，才能看出三者有明显不同。当然也可从味道上区别，小茴香和莳萝的味道差异较大。小茴香味道较甜，类似八角，而莳萝则有较明显的辛香味。

唇香草

唇香草（*Ziziphora bungeana* Juz.）为唇形科植物，别名新塔花、小叶薄荷、山薄荷。多年生草本，全株有强烈的薄

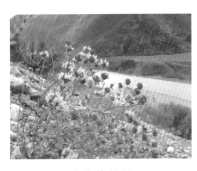

唇香草植物

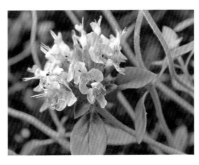

唇香草花

荷香气。以全株入药，是维吾尔族和哈萨克族常用药材。我国分布于新疆天山、阿尔泰山、准噶尔西部山地、帕米尔高原和昆仑山的山地草原及砾石质坡地。国外俄罗斯、蒙古国有分布。

唇香草在中医药应用不多，中医古籍里少有记载，主要在新疆地区使用，《新疆中草药》记载其："微甘、辛，凉。"功能疏散风热、清利头目、宁心安神、利水清热、壮骨强身、清胃消食。主治感冒发热、目赤肿痛、头痛、咽痛、心悸、失眠、水肿、疮疡肿毒、软骨病、阳痿、腻食不化。《新疆中草药》记载其在复方中应用，治感冒呕吐：一枝蒿9克，唇香草1.5克；水煎浓汁，加糖少许服。

在维药中，唇香草也称为"续则"或"苏则"，维吾尔族民间用其全草煎汤内服或煎茶饮，可缓解胸闷、头晕等症状，临床用于治疗冠心病、高血压等疾病并能调节心血管系统功能。药理学研究表明，唇香草地上部分含木犀草素、蒙花苷、咖啡酸、齐墩果酸、香叶木苷、薄荷醇和薄荷酮等，所含化学成分具有明显的镇静催眠、提高免疫功能、抗炎镇痛的作用。

在新疆阿勒泰和伊犁，唇香草常被当作野薄荷食用，用于泡茶，或将干叶子撒在肉汤中调味。

异叶青兰

异叶青兰（*Dracocephalum heterophyllum* Benth）为唇形科多年生草本，别名蜜罐罐、白花夏枯草、白花甜蜜蜜，全草入药。生于高山和高原地区沙质河滩、砾石质山坡等地，我国新疆天山及西藏、四川、青海等地均有分布。

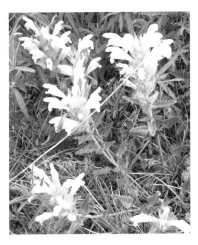
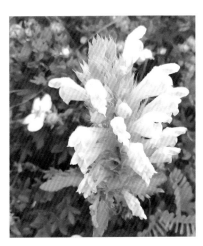

异叶青兰植物　　　　　　　　异叶青兰花

异叶青兰是一种蜜源植物，摘下花冠，能够吸食到甜蜜的蜜液，所以新疆农牧民又称其为蜜罐罐，维医认为异叶青兰是治咳喘病的一种有效草药，《维吾尔药志》记载此药名"祖帕尔"。异叶青兰作为民族习用药材，是维医、藏医的常用药，中医却使用不多。中医认为其味苦、辛，性寒。

功能清泻肝热、镇咳平喘。主治黄疸型肝炎，肝火上升的牙龈肿痛、出血、口腔溃疡。有研究证实，异叶青兰能促进机体对缺氧环境的适应，明显提高机体的缺氧耐力，从而减少人急性高山病的发病率以及减轻高山反应症状。

异叶青兰用于著名藏药制剂九味渣驯丸，该药由渣驯膏、麝香、红花、豆蔻、唐古特乌头、异叶青兰、诃子（去核）、力嘎都、熊胆等组成。功能清热解毒、活血凉血，用于治疗胃中血热、胆热症、胃炎、胃出血、赤巴引起的热证等。九味渣驯丸成方于公元 8 世纪，记载于藏医古籍《四部医典》中，迄今已有 1200 多年的临床验证历史，是藏医临床用于胃肠疾病的必备药品之一。

胡桐泪

胡桐泪为杨柳科植物胡杨（*Populus euphratica*）的树脂流入土中，多年后形成的产物。除去泥土杂质、干燥后入药。胡杨分布于新疆、内蒙古、甘肃、青海河谷和平原等地的盐碱地。

胡桐又称胡杨，分布在新疆地区的沙漠戈壁地带，耐干旱、耐盐碱、耐严寒、耐酷暑、抗风沙、抗贫瘠，是唯一能在大漠成林的落叶高大乔木，有很强的生命力。胡杨树"生而一千年不死，死而一千年不倒，倒而一千年不朽"，是沙漠景观植物之一。

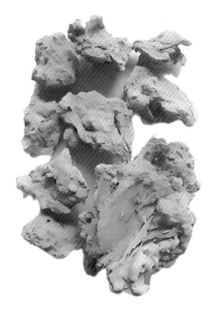

胡桐泪

胡杨流出的树脂是被称为胡桐泪的中药材。宋代记载了胡杨树脂："胡桐泪，出楼兰国。其树为虫所蚀，沫下流出者，名为'胡桐泪'，言似眼泪也。"胡桐泪很早就应用于中医药，在方剂中广泛使用，是治疗牙痛的主药，宋代《太平圣惠方》记载的胡桐泪散具有清热解毒、消肿止痛之功效，用于齿漏疳、龈上生疮肿痛、风热牙痛、口吸凉风。明代《本草纲目》记载治湿热牙疼，胡桐泪入麝香掺之。《日华子本草》曰："治风蚛牙齿痛，兼杀火毒并面毒。"《本草汇言》言其可："降火热，清痰结。"《新疆中草药单方验方选编》记载的胡桐泪制剂，治胃及十二指肠溃疡和一般胃痛，将胡桐泪加热使其溶化，过滤，收集滤液，沉淀24小时，急火煎熬，至水分蒸发完即成深褐色固体，碾成细末，装瓶内密封。用法：10%胡桐碱

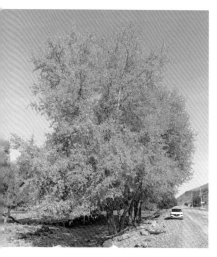

秋天金黄的胡杨林

液，成人每次10毫升；粉剂每次1克，一日2次，饭后服，7日为1个疗程。

古代胡桐泪作为中药材在中原地区的广泛使用，正体现了中华民族各地区之间交往、交流、交融的历史。但令人遗憾的是，目前，胡桐泪这么奇妙的良药，在内地中药房基本上是抓不到这味药的，胡桐泪作为民族医习用药材，使用范围主要局限在新疆各地区维吾尔医院。

阿尔泰瑞香

阿尔泰瑞香为瑞香科瑞香属植物阿尔泰瑞香（*Daphne altaica* Pall.）的根及全株。分布于我国新疆北部阿尔泰山脉，是一种稀有药用植物，通常生长在海拔2000~3500米的草地上，是哈萨克医习用药材。

阿勒泰地区凭借其独特的地理优势和复杂的地形地貌，形成了多样化的气候和土壤条件，这些条件特别符合部分中药材对于生长环境的特定需求，如高海拔、充足日照、显著

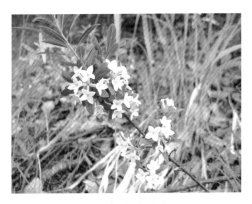

阿尔泰瑞香植物

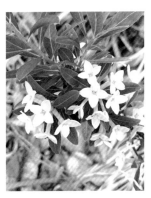

阿尔泰瑞香花

温差、冷凉气候、耐干旱等。此外，该地区水资源丰富、空气清新，为中药材的优质生长提供了理想的自然基础。

哈萨克族医药的历史文化悠久，为阿勒泰地区特有的药材发现与使用奠定了基础。哈萨克族医学家常用药物达300余种，包括植物药、动物药和矿物药，药材绝大多数采自阿尔泰山。近年来的调查发现，不少植物是阿勒泰所特有的，如阿力红、阿尔泰瑞香、鹿草、猪牙参、大花青兰、阿尔泰银莲花、阿尔泰金莲花等，好多都是珍稀药材。阿尔泰瑞香就是阿勒泰地区特有的植物，自古生活在这片土地上的人们，尤其是哈萨克族同胞会用阿尔泰瑞香治疗感冒、关节疼痛等疾病，且有非常好的药效。哈萨克民间将其称为"冰灵花"。

阿尔泰瑞香枝、叶化学成分主要含瑞香酚，对急性心肌缺血有保护作用，并有防止动脉粥样硬化斑块、镇痛和镇静作用。阿尔泰瑞香味辛，性温，有毒，归肺、心、胃经，功能疏风散寒、祛痰止咳、行气止痛。《新华本草纲要》说它可治疗风寒感冒及胃疼等病症。本品有毒，如服用后发生全身无力和头昏，应减少剂量或停药。内服用量很小，0.6~1.5克，煎汤。

哈萨克医有许多古方药及经典方疗效相当不错，例如，吾孜德克颗粒、柯孜木克颗粒、复方科叶乐颗粒、复方祖桑颗粒、塔斯马依膏制剂等，因临床效果相当不错，在全疆各地州、各族群众接受度非常高。柯孜木克颗粒是哈萨克医药的传统经典名方，其主要成分为哈萨克医常用药材黑果越

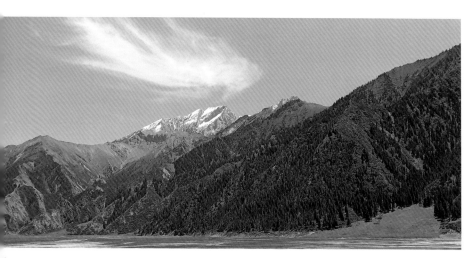

阿尔泰山脉植物丰富多样

橘、沙生蜡菊等，所用药材全部为阿勒泰地区本地特色中草药，可用于治疗小便不畅、尿急尿痛、小腹及腰脊困乏等病症。正因为哈萨克医中有许多经典方药都是采用了当地特色中草药，所以在药材的驯化、繁育、人工种植以及药材质量标准的完善等方面，仍然存在不少挑战。这些困难在一定程度上限制了哈萨克医特色制剂的更广泛推广。

贯叶金丝桃

本品为藤黄科植物贯叶金丝桃（*Hypericum perforatum* L.）的干燥地上部分。在全国各省份均有分布，以新疆产量最大，在新疆伊犁巩留县塔斯托别乡中草药种植基地，有2千余亩贯叶金丝桃种植，新疆巴音郭楞蒙古自治州和静县也有5千余亩贯叶金丝桃种植，成为当地支柱产业。

贯叶金丝桃作为常用中药，入药历史悠久，早在唐代《新修本草》记载道："连翘，此物有两种，大翘，小翘……其小翘生岗原之上，叶花实皆似大翘而细，山南人并用之，今长安惟用大翘子，不用茎花也。"其所说的小翘就是贯叶金丝桃。中医认为，其味辛，性寒。归肝经。功能疏肝解郁、清热利湿、消肿通乳。用于治疗肝气郁结、情志不畅、心胸郁闷、关节肿痛、乳痛、乳少。

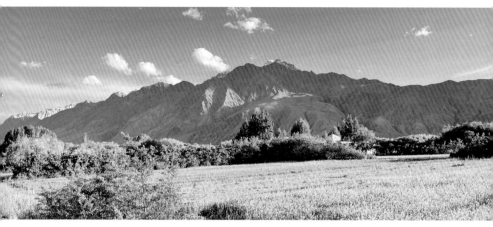

新疆伊犁巩留县贯叶金丝桃进入采收期

　　随着中国城市化的进程，人们步入了快节奏的现代生活，往往会感受到日益增长的生活压力，精神方面得不到有效纾解，容易产生情志不畅、心胸郁闷、失眠等相关症状。中药贯叶金丝桃的抗抑郁作用，越来越得到大家关注。贯叶金丝桃所含的谷甾醇是一种植物雌激素，对绝经期抑郁症的治疗有理想的效果，适宜用于缓解更年期妇女的焦躁不安、易怒、情绪低落、嗜睡、失眠等症

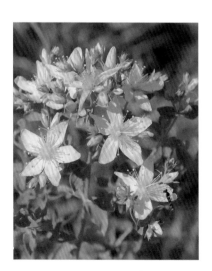

贯叶金丝桃花

状。药理学研究表明，贯叶金丝桃的促进睡眠作用可能与其提高夜间褪黑素水平有关，对中枢神经亦有激活和松弛的双重作用有关。另外，贯叶金丝桃成分中的生物黄酮具镇静作用。综合作用下，其对睡眠质量有显著改善。以下是贯叶金丝桃治疗失眠、抑郁症常用方剂。

（1）治疗失眠：用于治大病后，虚烦寐差，或平素入睡后易醒。贯叶金丝桃3克，半夏、竹茹、枳实各6克，橘皮10克，生姜10克，甘草3克。水煎服。

（2）治疗抑郁症：用于治疗焦虑不安、易怒，情绪低落、嗜睡、厌食、抑郁失眠、精神运动障碍以及自卑等症状。贯叶金丝桃3克，柴胡、当归、白芍、白术各10克，茯苓15克，生姜10克，薄荷5克，炙甘草4克，人参3克，菖蒲5克。水煎服。

贯叶金丝桃在国外被称为圣约翰草，一直是国外常用的缓解焦虑、抑郁症的植物药，其所含金丝桃素、黄酮类化合物被认为是其主要的抗抑郁成分。在欧洲，贯叶金丝桃用于治疗轻、中度抑郁症已超过十年，因其疗效显著且使用安全，已成为治疗抑郁症的首选植物药，被誉为"天然氟西汀"。

骆驼蓬

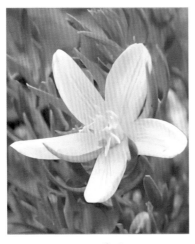

骆驼蓬花

骆驼蓬（*Peganum harmala L.*）属于白刺科骆驼蓬属，为多年生草本，具有强烈异味，全草及种子入药。俗名野芸香、臭古朵等。主要出产在新疆荒漠地带、轻盐渍化沙地，在中亚、西亚、地中海地区及非洲北部也有分布。是维医的习用药。

古代中医古籍对骆驼蓬的记载很少，骆驼蓬的故事主要流传于西域、波斯地区、阿拉伯世界以及中国新疆地区，这些地区的古书中对这种植物有较多记载。

在伊朗和阿富汗等中东国家，骆驼蓬被尊崇为一种祈福驱邪的植物，经常出现在各种宗教、祭祀仪式上。当地人相信，燃烧干燥的骆驼蓬植株所释放出刺鼻的浓烟，能保护人们免受各种邪恶的伤害。燃烧骆驼蓬种子也常见于波斯人的婚礼，烟雾里所含的生物碱作用于中枢神经系统，会使人产生兴奋、愉悦感，甚至引起幻觉。我国新疆地区的哈萨克等民族，采集干燥的植株悬挂于屋前用于辟邪，也常用骆驼蓬泡水饮用来治疗神经性头疼。

骆驼蓬的药用历史超过2000年，古希腊人使用种子粉末驱除绦虫并治疗发烧。在古印度，骆驼蓬种子被用于妇科疾病的治疗，通过将骆驼蓬种子产生的烟雾引入阴道，以期达到治疗效果，这种传统疗法至今仍被沿用。此外，骆驼蓬种子的烟雾也被用于伤口的熏蒸消毒。现代医药研究已证实，骆驼蓬提取的化合物可杀死杜氏利什曼原虫，即引起黑热病的病原体。骆驼蓬是一种含大量生物碱的有毒植物，具有抗菌和抗寄生虫的特性。骆驼蓬子对神经有兴奋的作用，能被人体中枢神经系统吸收和利用，从而改善神经系统功能，并有防治帕金森病的作

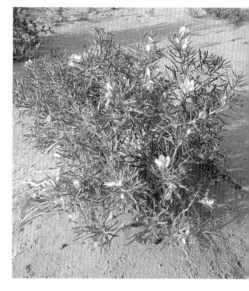

骆驼蓬植物

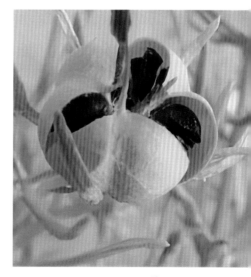

骆驼蓬子

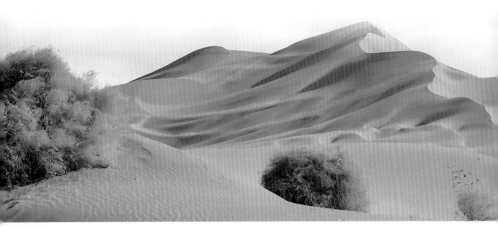

沙漠中的骆驼蓬是动物生命的绿洲

用。骆驼蓬子对心血管系统有保护作用，还有止咳平喘、祛风除湿、解郁的功效。

在新疆牧区，骆驼蓬因其有臭味而又叫臭古朵，有害成分包括骆驼蓬碱、去氢骆驼蓬碱、鸭嘴花碱、鸭嘴花酮碱等多种生物碱，可引起幻觉中毒，人类不能采食。骆驼蓬的青绿植株，适口性差，但等霜后干枯的植株，就成了骆驼和羊的最爱，是良好存储过冬的饲料植物。

阿里红

阿里红是真菌类多孔菌科层孔菌属植物苦白蹄（*Fomes officinalis* (Vill.ex Fr.) Ames）的干燥实体。因外观呈白色马蹄形，故又称为苦白蹄。它寄生于松及落叶松的树干上，主要产于新疆阿尔泰海拔 3500 米左右的山上。是维医的常用药。

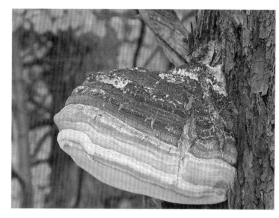

阿里红寄生于树干上

中医不常使用阿里红，中药文献记载也不多，主要还是在民族医药中使用，但使用范围局限于新疆。维医认为，阿里红味甘、苦，性温。具有止咳平喘、祛风除湿、消肿止痛、利尿、解蛇毒之功效。常用

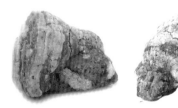

阿里红

于咳嗽、哮喘、咽喉炎、牙周炎、胃痛、肾炎、尿路结石、慢性风湿性关节炎、毒蛇咬伤的治疗。目前临床主要应用于治疗咳嗽，但仅适用于寒邪引起的咳嗽、咳痰，且通常要和其他药物配伍使用，才能取得较好的疗效。而风热引起的咳嗽，则不适合服用阿里红。

由阿里红配伍其他药组成的维药成方主要有阿里红咳喘口服液和润肺阿里红片。

（1）阿里红咳喘口服液。组成：阿里红、洋茴香、洋

李、芦根、麻黄、木香、香附、豆蔻、甘草。功能调整气质、平衡体液、止咳、平喘、祛痰。主治寒性咳嗽、咯痰不爽、急慢性支气管炎、哮喘。

（2）润肺阿里红片。组成：阿里红、盒果藤根、甘草味胶、甘草、药西瓜等。功能润肺止咳、消炎平喘。主治肺炎、肺结核、咳嗽、气喘等呼吸道疾病。

阿里红和中医常用的川贝都具有化痰、止咳的功效，但功能、主治略有不同。阿里红具有温肺化痰的作用，适用于风寒、着凉引起的咳嗽、咳痰症状；川贝具有清热化痰的功效，适用于风热引起的咳嗽、咳痰症状。

阿里红含有丰富的胶原蛋白和免疫球蛋白、多糖，化学成分主要为多种三萜和甾体化合物，因此具有增强免疫功能、祛风除湿止痛的作用。它与刺糖搭配在一起加清水煎煮后服用，能减轻类风湿导致的疼痛和肿胀。

目前阿里红还无法人工种植，只能采摘野生阿里红做药材，因此药材比较珍贵，使用范围不大。

芫荽

芫荽（*Coriandrum sativum* L.）是伞形科芫荽属的一年生草本植物，带根全草入药。"芫荽"拼音念 yán suī，原产欧洲地中海地区，古称胡荽，张骞出使西域始得种归，故得名。现我国各省份均有栽培。

芫荽作为《本草纲目》中记载的植物，也是《中国植物志》确认的学名。它既是一种植物，也是一个属，叫芫荽属。它早在古埃及、希腊、罗马时期就已作为食物、香料、药物和祭祀的物品。张骞在第二次出使西域时，通过丝绸之路把芫荽、无花果、西瓜、石榴、绿豆、胡萝卜等许多食物以及草药带回国内，这些物产，很多一直流传到今天。其中芫荽在中国新疆、甘肃西北等地很快就得到了广泛的栽培和使用，以其独特的香气成为火锅、牛羊肉和鱼汤等美食中不可或缺的配料菜，深受各地人民喜爱。到了北魏、南北朝时期，芫荽已经成为了一种常见的蔬菜。对于爱吃芫荽的人，这菜就是香，而对于有些人来说，它可能比腐烂肉还要难吃难闻。

芫荽的气味主要来源于它茎叶中的挥发性油脂，这些油脂含有许多化学成分，其中最主要的是芳樟醇和醛类化合物。对于芳樟醇和醛类化合物，不同人会有不同感受，部分原因在于个体嗅细胞的不同。嗅细胞是感知气味的关键细胞，其上有两种神经纤维：嗅觉神经纤维末梢和三叉状神经末梢。前者又称嗅毛，是气味分子的受体；而后者只对特定类型的气味分子敏感。这些神经纤维可以让人感知到芫荽中的醛类化合物。但是，嗅细胞有两种形式，一种是正常的，另一种是变异的。正常的嗅细胞可以让人感知到芫荽的香气，变异的嗅细胞却让人感知到芫荽的臭气。所以，有些人由于嗅细胞变异，对芫荽的气味有不同的感受。不同人种对这气味的接受度不同。一般来说，中东人和南亚人喜食芫荽，亚洲人和美洲人的爱好比例较低。当然，对芫荽气味的不同态度，也与个人的生活习惯、文化教育、日常口味等有关。因此，爱它的人，如牛羊吃草般平常，可以餐餐无芫荽不欢；恨它的人，是深恶痛绝，避之而不及。

芫荽的药用价值，早在明代的李时珍就已经发现了，在《本草纲目》记载："芫荽，辛温香窜，内通心脾，外达四肢，能辟一切不正之气。"李时珍还将其作用和用法总结如下："消谷，治五脏，补不足，利大小肠，通小腹气，拔四肢热，止头疼，疗痧疹、豌豆疮不出，作酒喷之，立出，通心窍。"从李时珍的记载中我们可以看出，芫荽不仅是一

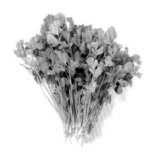

芫荽植物

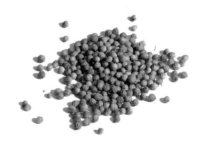

芫荽种子

种美味的食物，也是一种有效的药物，它可以治疗多种疾病，也可以增加食欲、通便、清除口臭。中医认为，其功能为发表透疹、祛风健胃，主治麻疹不透、感冒无汗。

现代药理学研究证实，芫荽中富含的铁元素，有利于促进血红蛋白的合成，提高血液的氧运输能力，对于预防和改善缺铁性贫血有着显著效果。芫荽含有丰富的抗氧化物质，具有抗炎、抑菌的功效，还有助于提高免疫功能、缓解疲劳、改善体力。芫荽茎叶中富含纤维素，有助于促进肠道蠕动，增加排便次数，改善和缓解便秘。芫荽，正如李时珍所言"能辟一切不正之气"。

说那么多，芫荽究竟是什么植物？一句话总结，其实芫荽就是香菜，就是我们日常吃的，菜市场买菜有时会额外赠送一小把的香菜。

药西瓜

药西瓜（*Citrullus colocynthis* (L.) Schrad.）是葫芦科西瓜属的一种植物，直径在 3~15 厘米之间，内有似南瓜子的种子。通常为一年或两年生，其成熟果实入药。原产于热带亚洲及非洲，地中海沿岸有野生，我国新疆有少量栽培。

尽管它的名字中包含"西瓜"，但实际上它并不适合食用。药西瓜的所有部位，包括果实、藤和根，都含有毒素。如果不慎触碰，应立即洗手，以防中毒。藤蔓和根茎上的汁液，具有非常可怕的腐蚀性，一旦接触到皮肤就会产生很强的灼烧感，据说产生的痛苦会让人终生难忘。而且药西瓜的表皮还长满了小小的细毛，这种细毛具含有很高的碱成分，不小心碰到就会奇痒无比。食用药西瓜后，中毒现象会更加明显，可能会出现腹泻、头痛等症状，严重者甚至可能面临肾衰竭和死亡的危险。药西瓜之所以有毒，因其含有葫芦素等多种高毒性物质。

沙漠里戈壁滩上的药西瓜有多种外观颜色，黄色的像圆形甜瓜，绿色的带西瓜花纹，达到了以假乱真的程度，但

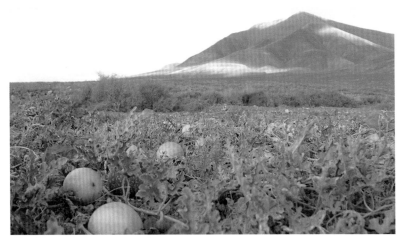

戈壁滩上成片药西瓜

仔细看的话还是会有一些差别的，比如普通的西瓜都是绿色的，而药西瓜的颜色更像是还没有成熟的生西瓜，此外普通西瓜的果肉是一般是红色的，而药西瓜的果肉却是白色的，籽还特别大，瓜味道奇苦无比。

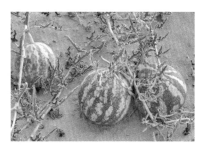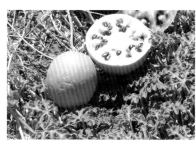

药西瓜有多种外观颜色

然而，尽管药西瓜具有毒性，它在医学领域却有很大的应用价值。药西瓜是世界伊斯兰各国临床应用的药材之一，在北非民间用于治疗肝病、血液病。作为维医习用药材，药西瓜被广泛应用于民间及全疆各维吾尔医院。维医使用其成熟果实来治疗胃病或作为泻药。因其具有清热泻火、健胃消食的功效，主要用于缓解疼痛、通气、消肿止痛。主治便秘、瘫痪、窍闭、牙疼、胸闷、风湿。此外，药西瓜还有抗炎、抗肿瘤、抗化学致癌等多种生物活性。

药西瓜的毒性，虽然不能让动物和昆虫食用，但却对植物无害，因此，药西瓜被开发应用制作成农药和杀虫剂。

这种天然农药，不仅效果极佳，而且还特别环保。除了入药外，药西瓜根茎很发达，耐干旱性很强，而且药西瓜藤很矮，贴地生长，可抗强风，是一种非常好的防风固沙绿色植物，很适合在沙漠中治理风沙。

最后，请大家切记！在沙漠炎热的太阳下，如果你碰巧看到沙漠里有片"西瓜"地，千万别迫不及待地要去吃"西瓜"。因为这极有可能不是西瓜，而是药西瓜！如果不慎触碰，应立即洗手，以防中毒。

罗勒

罗勒（*Ocimum basilicum* L.）是唇形科罗勒属一年生草本植物，又叫九层塔，这名称的由来，主要因它的花序层叠如塔状的外观而得名，是一种具有悠久栽培历史和广泛用途的芳香植物，全草入药。它在我国有着深厚的文化底蕴，早在北魏的《齐民要术》中就有关于罗勒的记载，显示出其栽培历史的悠久。在北宋的《嘉祐本草》以及明代的《本草纲目》等中药书中，罗勒更是被作为菜类中药收录，这进一步证明了其在中医药学中的重要地位。

罗勒不仅具有独特的芳香气味，而且在中医药学中有着广泛的应用。中医认为，罗勒味辛、甘，性温。归肺、脾、胃、大肠经。功能疏风解表，化湿和中，行气活血，解表消肿。常被用于消食去恶气、清水气、祛风健胃，治疗牙痛、口臭等症状。罗勒的种子还有治疗目翳及尘物入目的功效，因此中医称之为"光明子"。维医认为，其性味湿热，功能调节干寒性、补心、补脑、爽心悦志。维医将罗勒列为治疗心脑血管疾病的首选药材之一，这进一步拓宽了罗勒的药用领域。

除了药用价值，罗勒还是一种重要的食用香料。其茎叶具有辛香气味，常被用于调味或作为香料添加到各种菜肴中，罗勒非常适合与番茄搭配，不论是做菜，熬汤还是做酱，风味都非常独特。新疆少数民族喜欢将罗勒嫩叶放入凉拌黄瓜或凉拌西红柿中提鲜，或可直接作为凉拌菜吃，味道

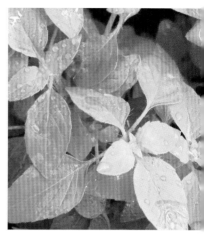

罗勒植物

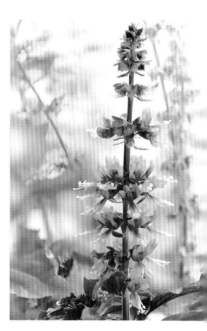

罗勒花

鲜美。

综上所述，罗勒确实是一种芳香的药食两用植物，既具有悠久的栽培历史，又在中医药学和维吾尔医学中有着广泛的应用。其独特的香气和药用价值使得罗勒在人们的生活中扮演着重要的角色。

刺山柑

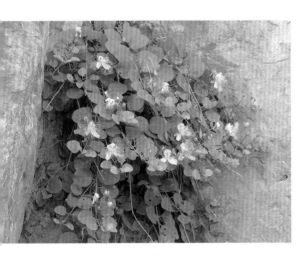

刺山柑植物

刺山柑（*Capparis spinosa* L.）是白花菜科山柑属小半灌木，又名马槟榔、野西瓜，叶、果、根皮均可入药。原产于地中海沿岸，在我国新疆、西藏等地区也分布较广。其喜欢生长于荒漠、戈壁滩等地方，故又名"抗旱草"。

刺山柑是很有名的民族药，维药、藏药中至今都有广泛应用。刺山柑味辛、苦，性温，具有祛风、散寒、除湿的功效。在治疗风湿性关节炎、腰腿痛、关节肿大、四肢发麻等方面，刺山柑的疗效显著，深受维吾尔族人民的喜爱。为了充分发挥其药效，维吾尔族人民开发出了多种使用方式，如泡酒和敷贴法等。泡酒：用酒精体积分数50%（50度）的白酒，浸泡15日以上，见其酒液颜色泛黄变深，则可以使用。药酒涂抹在患处，经搓揉、按摩等促进吸收，有祛风除湿功效。敷贴法：将干药捣碎，用鸡蛋清或其他油膏辅料调成糊状敷于患处关节，用布包扎即可。然而，由于其刺激性较大，使用时需要注意用药浓度和敷贴时间，避免对皮肤造成过度刺激。现代医学研究表明，我国新疆地区所产的刺山柑口服有较大毒性，入药内服一定需注意用量。

除了药用价值，刺山柑在地中海周边国家还有着独特的食用习惯。人们喜欢将其花蕾或嫩果用于制作果酱和腌菜，其辛辣的气味经过发酵后成为一种常见的香料，被广泛应用于沙拉、意大利面、肉类菜肴等传统食物的调味中，特

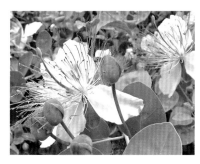

刺山柑花

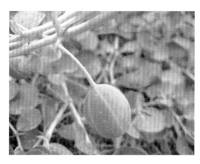

刺山柑果

别是在烟熏三文鱼料理中，刺山柑的独特风味更是得到了充分的体现。

总的来说，刺山柑是一种具有丰富药用价值和独特食用风味的植物。然而，由于其毒性较大，入药内服时需谨慎。同时，在食用过程中也需要注意适量，避免对身体造成不良影响。

刺山柑是一种生命力极其顽强的植物，根系发达，能够深入土壤，其根深可达3米以上，能有效地固定土壤，防止水土流失。因此，在新疆等多风、植被稀少和沙暴肆虐的地区，刺山柑具有降低风速、抗击风沙、防止土地风蚀及保护生态环境等多种作用。最后，刺山柑还是一种优质的蜜源植物，其花期较长，花量较大，能够提供丰富的蜜源，为养蜂业的发展提供支持。

没食子

没食子为壳斗科植物没食子树（*Quercus infectoria* Oliv.）幼枝上形成的干燥虫瘿。没食子主要分布于地中海沿岸、阿拉伯、土耳其、希腊、印度、伊朗、巴基斯坦等地。

没食子药用历史悠久，是维医常用药。虽然没食子在新疆有千余年的用药史，但其并不产自新疆，而是多由巴基斯坦进口。新中国成立后，在大力发展中医药产业大时代背景下，没食子也未能引入国内生产。最大的原因是没食子树、没食子蜂为外来物种，贸然引入可能会引发更多生态问题。

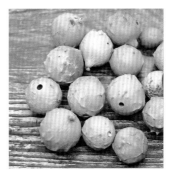

没食子

中医认为，没食子味涩、微苦，性温。其具有固气涩精、敛肺止血之功效。《唐本草》谓其"味苦，温，无毒，主赤白利，肠滑，生肌肉"。《本草求真》记载："没食子功专入肾固气，一切虚火上浮、肾气不固者，取其苦以坚肾。主治大肠虚滑，泻痢不止，便血，遗精，阴汗，咳嗽，咯血，创伤出血，疮疡久不收口。"

维医认为，没食子性质：二级寒、三级干。古方有记载其可治牙齿疼痛："没食子不拘多少，捣罗为散。以绵裹一钱，当痛处咬之即定，有涎吐之。"在南疆和田地区，有"家备没食子，健康一辈子"的民间谚语，当人们牙痛或拉肚子时，会用没食子碾碎后煮水喝，有止泻痢、止牙痛作用。没食子在维医中最成功的应用，就是开发出了西帕依固龈液这一著名的维药制剂，现已经成为市场上防治牙龈炎和牙周疾病中的主流产品。西帕依固龈液虽然名字洋气，也带个"西"字，很多人以为是西药成分的漱口水。但其实"西帕依"是维语，意为"神奇疗效"。西帕依固龈液主要成分是没食子提取物，有抗菌、消炎、镇痛及抑制自由基等作用，临床常用来防治牙龈炎和牙周疾病，治疗口腔溃疡以及根管消毒等，且显示了较好的疗效。西帕依固龈液有中成药批号，按维吾尔族的民族药标准管理。

综上所述，没食子作为一种独特的药材，在中医与维医中都有广泛应用。随着现代医学研究的深入，没食子中的活性成分如鞣质和没食子酸等也逐渐被揭示。以西帕依固龈液为代表的制剂的研发与应用，展现了民族医药与时俱进的发展观念。这些新剂型的研发，不仅继承了传统医药的智慧，也融合了现代科技的力量，使民族医药在现代医学领域焕发出新的活力。

药食两用与疆味美食

　　药食两用食物是指那些既可作为食材又具有药用价值的植物，例如枸杞子、桑椹、孜然、小茴香、唇香草、菊苣、云香草、罗布麻等。新疆是一个多民族地区，各民族都有自己独特的饮食文化，在各民族的交流交融中造就了同一食物不同吃法。新疆作为中国重要的农业区，得益于其广袤的地域和多样的自然条件，不同气候和不同地域孕育出了口味独特、纯正、绿色、有机的食材，如水果、蔬菜和肉食等。好食材遇见好厨艺，从而碰撞出一道道独具特色的新疆美食。本辑特介绍几道新疆家常的药食两用美食，这些美食不仅口感独特，也是新疆人民日常生活中不可或缺的一部分。

沙枣糕与沙枣花蜜

　　沙枣花，可能承载着每个新疆人最深刻的记忆。在新疆，每逢五六月份的清晨，当门窗轻启，一阵甜香味便扑面而来，沁人心扉，那是一年一度的沙枣花盛开了！沙枣树，是西域特有的树种，新疆许多地方都种植沙枣树，不少当地农民甚至会像重视粮食生产一样重视植树。在田野边，在渠道边，在道路边，在房前屋后……都能看见一排排整齐的沙枣树。当地的儿童每天在沙枣树的荫蔽下往返于学校，从小学至高中，从新疆走向祖国各地，沙枣树伴随着他们成长的每一步。

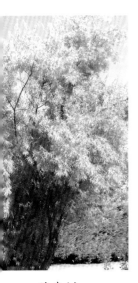

沙枣树

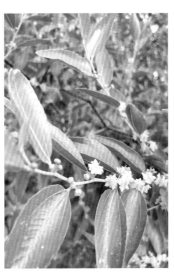

沙枣花

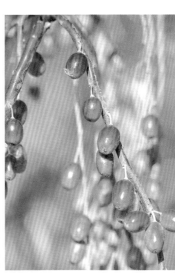

沙枣

新疆沙漠有三宝——沙枣、沙棘与甘草。在以前的艰苦岁月中，当地百姓很难吃到有甜味的东西，糖果是那个年代遥不可及的奢侈品，而令人惊喜的是，一串串密集甘甜的沙枣触手可得，让人们知道了什么是"甜美"的生活，这是荒漠中的沙枣树慷慨的馈赠。

沙枣，属于扁桃目、胡颓子科的植物。它是一种耐旱、耐盐碱的灌木或小乔木，常见于干旱地区。沙枣的果实呈椭圆形，表面覆盖着银白色的鳞片，成熟时呈现亮黄色。果实具有一定的食用和药用价值，含有丰富的维生素C等成分。沙枣果实用于食品加工，制作果酱、糖蜜或果干等产品。此外，沙枣与沙枣花可以以多种方式食用，以下是一些常见的食用方法。

（1）生吃：成熟的沙枣可以直接生吃，它们具有一种特殊的酸甜味道。

（2）加入糕点或甜品：可以将切碎的沙枣加入中式糕点，或布丁、冰淇淋等甜品中，以增添其口感和味道。

（3）泡水或煮汤：可以将沙枣放入热水中泡水，或者与其他食材一起煮成汤，例如与枸杞子、红枣等搭配。

（4）制作茶饮：将沙枣与其他药材一起煮水，制成具有保健作用的药茶。

沙枣具有很高的药食两用价值，果实味酸、微甘，性凉；有健脾止泻功效，可用于消化不良等症。沙枣花味甘、涩，性温。《中药大辞典》说它有"止咳、平喘"功效。治慢性支气管炎：沙枣花（蜜炙）干品二钱（6克，鲜品加倍），水煎服，每日2次；或沙枣花（蜜炙）一两（30克），白芥子、杏仁（去皮、蜜炙）、前胡各三钱（9克），甘草一钱（3克），共研细末，每次服三钱（9克），每日2~3次。

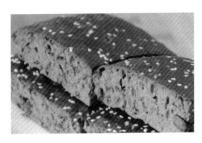
沙枣糕

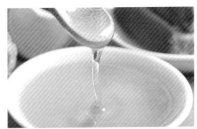
沙枣花蜜

沙棘

提起"沙漠三宝"之一的沙棘，就必须说一下位于塔城地区的新疆生产建设兵团"沙棘第一团"。该团位于北疆准噶尔盆地西部，紧邻古尔班通古特沙漠西北边缘。这里的百姓，不但将沙漠戈壁变为万亩良田，将风沙漫天的边境小城变成宜居小镇，打造出了中国西部沙棘城，建立万亩沙棘基地，还把沙棘做成了产业，让沙棘这遍布新疆南北的常见植物，变成近年风靡大江南北的流行饮料，走出了一条发展

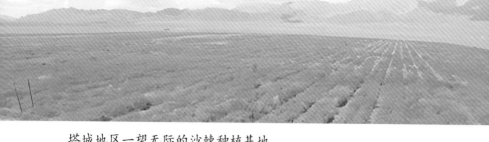

塔城地区一望无际的沙棘种植基地

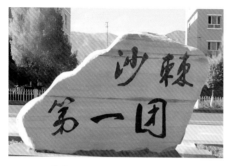

塔城地区"沙棘第一团"

生态产业和经济效益的特色之路。

沙棘（*Hippophae rhamnoides* L.）是一种胡颓子科、沙棘属的落叶性灌木，阳性树种，喜光照，常生长于温带地区海拔 800~3 600 米的向阳山脊、山坡、谷地或干涸河床地带，多生长在砾石或沙质土壤或黄土上。其特性是耐旱、抗风沙，可以在盐碱化土地上生存，因此被广泛用于水土保持；我国西北部大量种植沙棘，用于沙漠绿化。沙棘对土壤适应性强，在栗钙土、灰钙土、棕钙土、草甸土、黑护土、砾石土、轻度盐碱土、沙土，甚至在砒砂岩和半石半土地区也可以生长。对温度要求不严格，能耐受的极端最低温度可达 –50 ℃，极端最高温度可达 50 ℃，年日照时数 1500~3300 小时。

沙棘，一个被《中国药典》收载的中药材，已被原卫生部确认为药食两用的植物。它全身都是宝，根、茎、叶、花、果均含有丰富的营养物质与生物活性成分。沙棘在中国具有悠久的药用历史，传说成吉思汗在率兵远征途中，曾将伤病马匹遗弃在沙棘林，再次路过此地发现这些马匹没有死，从此，成吉思汗便视沙棘为"长生天"赐予的灵丹妙药，赞誉其为"开胃健脾长寿果"和"圣果"。沙棘的根、茎、叶、花、果、籽，均可入药，特别是其果实含有丰富的营养物质和生物活性物质，且维生素含量高，享有"维生素C之王"的美称。现代医学研究表明，沙棘有解除疲劳、增强记忆力、延缓衰老、增强体质、提高免疫功能、软化心脑血管等功效。

沙棘系蒙医和藏医的习用药材。《高原中草药治疗手册》说它：入肝、胃、大肠、小肠经。性温，味酸、涩。具有止咳祛痰、消食化滞、活血散瘀等作用。常用的方法如下：

（1）治咳嗽痰多：沙棘、甘草、白葡萄干、栀子、广木香各等分。为末，加冰片少许。每次1.5~3克，温开水送服。（《内蒙古中草药》）

（2）治胃痛，消化不良，胃溃疡，皮下出血，月经不调：沙棘干品3~9克，水煎服。或将成熟果实砸烂加水煎煮，药汁滤去渣，取滤液浓缩为膏，适量服用。（《沙漠地

区药用植物》)

（3）治咽疼痛：沙棘鲜果揉烂，用纱布包，挤压其汁液，加白糖，用温开水冲服。(《沙漠地区药用植物》)

（4）治经闭：天花粉18克，芒硝15克，沙棘、大黄各9克，全蝎6克，山奈1.5克，碱面1.5克。共为细末，每次1.5~3克，温开水送下。(《内蒙古中草药》)

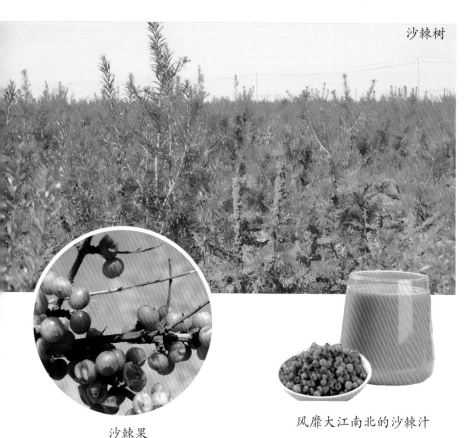

沙棘树

沙棘果

风靡大江南北的沙棘汁

红柳烤肉

在夜市路边，维吾尔族小伙蓄着络腮胡，两手熟练地翻飞着铁钎串的烤肉，这已成为新疆美食的一个深入人心的印象。的确，新疆羊肉肉质鲜嫩，口感软脆，再撒上辣椒面、盐、孜然粉，烤出来的香味伴着习习晚风飘散，刺激着人的味蕾，令人垂涎三尺。新疆地区气候干燥，人们游牧放羊，将羊肉作为主要食物，红柳烤肉是最能代表新疆地域特色和文化传承的美食之一。

红柳烤肉最早出现在南疆阿克苏的阿瓦提县，别处的烤羊肉串，一般用的是铁签子或竹签子串肉串，而新疆本地最正宗的红柳枝条烤肉用的是红柳枝条串肉。烤肉用的红

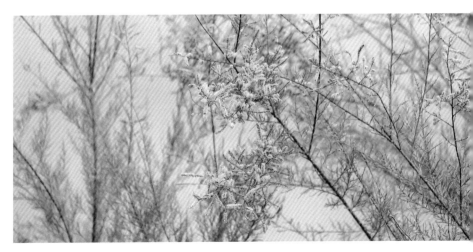

红柳

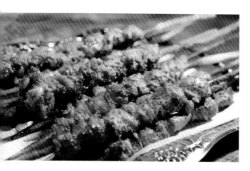

红柳烤肉

柳枝是产于塔里木盆地边缘绿洲里的多枝柽柳，因为有浅红色的树皮而被当地人称为"红柳"。因为红柳枝比较粗，所以在切羊肉时要切成大块才能串起来。因此红柳烤肉也是大块烤肉的代名词。

削成签的红柳枝洗净放入蒸箱蒸20分钟，反复消杀2次。腌制好的肉块用红柳的枝条串起，先串两块瘦肉，中间串一块肥肉，再串一块瘦肉，一串共有4块羊肉，然后在炭火上烤。在烤制的过程中，新鲜的红柳枝在剥皮后会分泌出有点黏稠的红柳汁液，这种汁液不仅有着独特的香气，还能在炭火的熏陶下渗透进羊肉之中，有效中和羊肉的膻味，同时将红柳的芳香融入肉中，为食客带来层次丰富的味觉体验。烤制的时候，羊肉不需要多余的腌制，肥瘦相间的羊肉经过炭火的洗礼，与红柳的自然香气完美融合，一起被送入嘴里，瞬间肉汁四溅，香气喷薄而出，这是属于新疆人独有的美味。

中医药认为，红柳味甘、咸，性平。功能疏风解表、利尿、解毒。治麻疹难透、风疹身痒、感冒、咳喘、风湿骨痛。红柳在《中药大辞典》中别名"柽柳"。《本草汇言》说它"入足阳明，手太阴、少阴经"。《本草纲目》谓其可"消痞，解酒毒，利小便"。《东医宝鉴》认为红柳"主疥癣及一切恶疮"。《本草备要》言其"治痧疹不出，喘嗽闷乱"。《本经逢原》还认为红柳能"去风，煎汤浴风疹身痒效"。

红柳除了有药用价值，它也是良好的防沙固沙植物，一棵多年生的红柳，其树冠面积可达几十平米，在沙漠边缘常可以看到一座小沙丘被一棵红柳覆盖的景色。红柳开的花粉红艳丽，也是沙漠一道美丽的风景。

恰玛古煮羊肉

塔里木河沿岸绿洲是南疆重要的农业区，阿拉尔市的恰玛古煮羊肉便是当地百姓对自然之味饮食文化的追求的体现，依靠大自然赋予的纯正、绿色、有机的蔬菜与肉食，通过精心美妙的食材搭配，从而创造出独具特色的当地美食。

阿拉尔市，古称昆岗，是古丝绸之路上交通要道。属

阿拉尔市北郊雅丹地质山丘

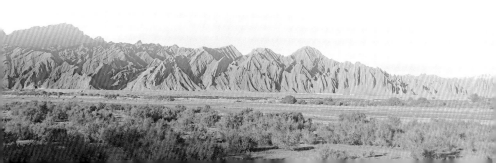

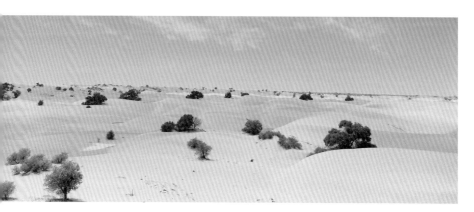

阿拉尔市南郊塔克拉玛干沙漠

暖温带极端大陆性干旱荒漠气候。阿拉尔市北面即塔里木盆地北部，有一片延绵数百公里的壮观的红色戈壁，如火焰、似波浪、雅丹地质形成的山丘，一片片像红色的巨浪，一浪叠一浪。阿拉尔市南面是一望无际的塔克拉玛干沙漠。塔里木河流淌在这片戈壁与沙漠之间，这里生长着一种绿色生命，被人们誉为长寿圣果—恰玛古。

恰玛古，中药名芜菁或蔓菁，主要分布于新疆天山南部和塔里木盆地西北，以新疆柯坪县的最为有名。它是维吾尔族的"小人参"，常吃不厌，有食疗大补之效，将之与新疆羊羔同炖，实乃人间美味。恰玛古是高碱性的植物，对酸性体质的人起到平衡作用。东汉《通俗文》载："芸苔谓之胡菜。"《农政全书》说："胡菜，羌、陇、氐、胡多种此菜。"李时珍《本草纲目》云："蔓菁根长而白，茎粗，叶大而厚广阔。六月种者，根大而叶蠹，八月种者，叶美而根小。惟七月初种者根叶俱良，削净为菹，甚佳。今燕京人以瓶腌藏，谓之'闭瓮菜'。"刘禹锡的《嘉话录》也说："诸葛所止，令兵士独种蔓菁者，取其才出甲可生啖，一也；叶舒可煮食，二也；久居则随以滋长，三也；弃不令惜，四也；易寻而采之，五也。比诸蔬属，其利不亦博哉？"从此蔓菁便有了一个雅号"五美菜"。

蔓菁与萝卜同属十字花科，并且萝卜部分品种和蔓菁的形状很相似，都是圆球状，所以有些人就会将其混淆，但是两种植物还是有区别的。蔓菁为芸薹属，萝卜则是萝卜属，且小颗蔓菁的肉质较为硬，水分较少，蔓菁成熟后肉质较为松软，所以可作为主食加以食用，而萝卜成熟后脆嫩多汁。

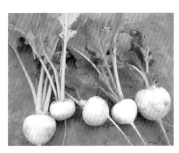

恰玛古

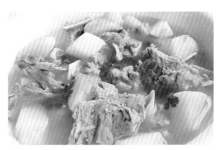

恰玛古炖羊肉

恰玛古煮羊肉的制作方法：食材准备有恰玛古、洋葱、食盐、香菜，羊肉1千克，凉水把羊肉用大火煮熟，撇去浮沫，小火慢炖 2 小时后即可放入恰玛古，以 1 千克羊肉配 250~500 克恰玛古为宜，续煮 20~30 分钟后撒上葱末即可出锅食用。恰玛古煮羊肉，汤色清亮，肉质白嫩，最大限度地保留了恰玛古和羊肉独有的鲜香，是不可多得的人间美味。

椒蒿炖鱼

伊犁河谷地处天山北麓西段，伊犁河贯穿东西，号称"塞外江南"，是我国西部罕有的丝路水乡。这里山环水绕，风调雨顺，是新疆最湿润的地方。在这片水草丰茂的河谷平原里，生长着一种叫椒蒿的野生植物，入口一股异香，似薄荷味，又比薄荷的轻柔多一分热烈，麻烈烈的感觉蔓延在舌尖上，椒蒿的滋味实在独特。对于椒蒿，这种柳叶状、遍及北疆山野的野生植物，新疆人对它是钟爱至极，欲罢不能。由于椒蒿具有奇特的香味，善于制作美食的锡伯族人将它和伊犁河鱼炖在一起，便成了椒蒿炖鱼这道享誉疆内外的美食了。

椒蒿同时还是一味中药，其味辛、苦，性温、微寒。能解暑顺气、祛风除湿、活血止痛、解毒利尿。外用治湿疹、口疮和毒肿等。因而，新疆还有人用椒蒿泡茶，取其清

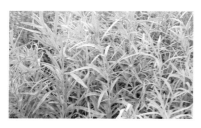
椒蒿

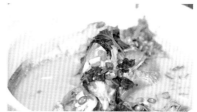
椒蒿炖鱼

热解毒之功。

　　椒蒿具有较高的营养价值，被誉为草原"珍宝"和"森林蔬菜"，而锡伯族人称它为"布尔哈雪克"（译成汉语是柳叶草或鱼香草的意思），常用其炖鱼。椒蒿鱼最正宗做法是：从伊犁河中刚打捞的鱼，就地用河水烹制，再放入河边的椒蒿。鱼汤里要打入一点面糊，撒点韭菜花，出锅时就味美无比了。伊犁河畔的人们春季采摘椒蒿嫩茎食用。椒蒿好吃，但毕竟是山上野草，有时令。过去没有冰箱，人们会把椒蒿晒干，以备冬季食用。新疆有句顺口溜："五月的角，六月的蒿，七月八月当柴烧。"野生椒蒿可食用的部分为嫩尖。新疆人最喜欢的椒蒿吃法，除了烫一下凉拌，还能用椒蒿炒羊肉、土豆丝。包椒蒿饺子，辅之韭菜、羊肉或鸡蛋也是当地人的日常吃法。

苜蓿牛肉馄饨

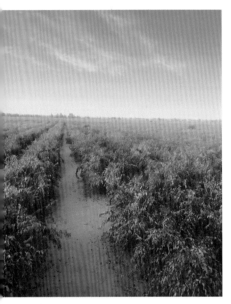

皮山农场万亩枣园

"春种一粒粟，秋收万颗子"，"春食苗，夏食叶，秋食花实而冬食根"。诗词中记载着古人依四时节气而生存的智慧，根据自然更替安排自己的饮食，已内化为中华民族特有的基因。在饮食中能够感受自然之美，顺应自然规律。如果说时令食物带来一年四季的新鲜味道，那么地域特色食物则蕴藏着一方水土的精华和一方百姓的智慧。南疆昆玉市皮山农场始建于 1955 年，地处昆仑山北麓，塔克拉玛干大沙漠南缘，皮山农场是一个以维吾尔族为主体的边境少数民族团场。皮山农场气候干热，时有风沙、浮尘袭扰。这里沙丘绵延，昆仑山雪水融汇形成的河流滋养着这片土地，一片沙海之中有几代拓荒人建立的万亩农场绿洲，随处可见绿树掩映、草木葱茏，家家户户架上墙头的葡萄藤枝蔓蜿蜒，俨然成了广袤的戈壁沙漠里的独特景象。这里的自然条件为和田枣的生长提供了得天独厚的环境，是其主要生产区域之一。

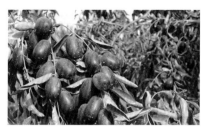

全国闻名的和田枣

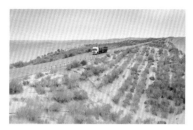

通往皮山农场的沙漠公路

在皮山农场最早迎来春天的野菜莫过于苜蓿，一进入三月，南疆昆玉市日均最高气温达到 20 ℃，万物复苏，生机盎然。路边的一丛丛苜蓿就探出青翠的叶片，随风摇曳。随着第一茬苜蓿的采摘，鲜香的苜蓿牛肉馄饨在味蕾中绽放。

苜蓿含有大量的粗蛋白质、丰富的碳水化合物和多种矿物质元素及维生素。春季是吃苜蓿的季节，过了这个时间，苜蓿茎叶就会在烈日下茁壮成长，变得不宜食用了。因此，皮山农场的心灵手巧的美食家们总会将寻觅到的第一茬苜蓿，制作成当地只有春季才能吃得到的美食——苜蓿馄饨，在当地俗称"曲曲儿"。分拣出刚采摘的苜蓿里的杂草，清洗干净，准备新鲜的牛肉，分别切好装盘；取出预定的馄饨皮，便开启了苜蓿"曲曲儿"的制作。作为农场人日常菜肴，苜蓿牛肉馄饨制作方法、调味非常简单，准备好"三宝"，即食盐、孜然粉、胡椒粉，将其与食材完美地混合调匀搅拌，一盘天然苜蓿牛肉馅就调好了。接着，用各自擅长

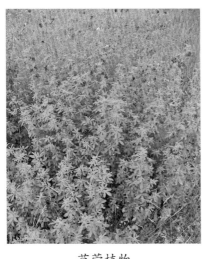

首蓿植物

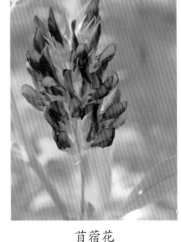

首蓿花

的包法，"云吞""抄手"型的馄饨就呈现在眼前。

　　首蓿，汉代司马迁《史记》里记载首蓿是从西域的大宛国引入，最初是给马作为饲料用的，比较耐寒耐旱的紫首蓿，我国各地都有栽培或呈半野生状态，生于田边、路旁、旷野、草原、河岸及沟谷等地。欧亚大陆和世界各国广泛种植并作为饲料与牧草。《日华子本草》认为，首蓿可去腹藏邪气、脾胃间热气，通小肠。《本草衍义》说它还可以利大、

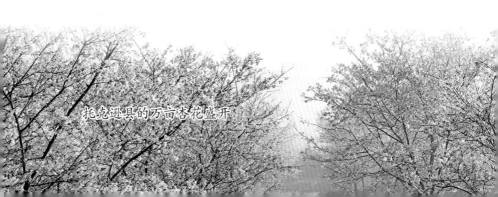

托克逊县的万亩杏花盛开

小肠。作为中药材，苜蓿具有健脾补虚、利尿退黄、舒筋活络之功效，可用于治疗脾虚腹胀、消化不良、浮肿、黄疸、风湿痹痛，这些作用在《名医别录》中都有记载。

新疆杏子

新疆是一个盛产瓜果的好地方！在这片土地上，甜，绝对是人们对新疆瓜果的第一印象。阿克苏的苹果、吐鲁番的葡萄、哈密的甜瓜……每一样都甜入心扉！除了这些，新疆还盛产香甜柔软的杏子，直接颠覆内地人一想到杏子就是酸涩的印象。

伊犁巩留县荣膺"中国树上干杏之乡"称号，这里出产的树上干杏曾获得"全国一村一品十大知名品牌"称号。杏树在我国各地均有种植，其中新疆地区的杏品种受到很多消费者们的青睐，品种也非常多，新疆地区具有得天独厚的地理优势，所以种植出来的杏子鲜甜多汁。

吐鲁番地区托克逊县是新疆杏花盛开最早的地方，每年三月，万亩杏花都会如约盛开，形成花的海洋，引来无数游客一睹"千朵万朵压枝低"的美丽景象。托克逊县的杏花节成为全国闻名的旅游品牌。

新疆主要的杏子品种：

树上干杏 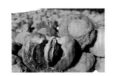	树上干杏，主要产于伊犁巩留县。果实成熟后在树枝上自身脱水风干，果肉甜香无酸味，干果重5~8克，杏干味甜、质软。
胡安娜杏 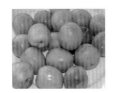	胡安娜杏，主要产于和田。为优良的鲜、干兼用品种。平均单果重44克，一般6月成熟。
色买提杏 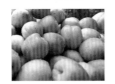	色买提杏，主要产于英吉沙县。平均单果重48.5克，果肉浅黄色，肉质紧韧、汁少、离核，仁甜较饱满，一般6月成熟。
小白杏 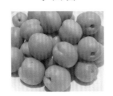	小白杏，主要产地为轮台、库车。果皮黄白或淡橙黄色，光滑无毛。平均重19.7克。果肉黄中透白，甘甜多汁。一般6~7月份上市。
巴仁杏 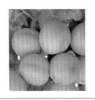	巴仁杏，主要产于新疆克州阿克陶县。杏体大，肉鲜色艳、含糖量高、酸甜可口、产量高，巴仁杏为中熟品种，7月中旬成熟。

杏子的常见食用方法如下：

（1）杏脯：新鲜的杏子只能在适合的季节才能吃到，现在人们经常将收获后的杏子加工成杏脯，这样在不同的季节都能够品尝到杏子酸甜可口的味道，杏脯成为茶余饭后的小零食。

（2）杏子薄荷茶：鲜杏子3枚，薄荷叶3克，绿茶3克。用杏子的煎煮液泡茶饮用，配以少许冰糖。具有润肺定喘、生津止渴之功用。茶叶可根据自己爱好自行选择，绿茶、红茶都行。

（3）杏子果酱：杏子果肉还可制成果酱，用来拌凉菜、抹面包。取适量新鲜杏子果肉，将果肉放入锅中边煮边捣碎。放入白糖后拌匀，待至冷却后冷藏即可。

（4）杏子粥：把杏子洗干净后与粳米一起入锅，熬成的粥即为杏子粥。该粥具有补虚养生之效，对于一些营养不良的人来说是个不错的选择。

（5）杏子酒：将洗净控干的杏子，放入白酒中浸泡，密封放阴凉处，耐心等上一二个月就可以喝了，喜欢甜的人还可以加些冰糖。

（6）杏汁：杏果有着生津止渴、润肺化痰、清热解毒的效用。将杏果打汁后，杏汁几乎含有杏果内全部的营养成分，色香味都接近鲜果，而且容易被人体吸收和利用，是一种老少皆宜的高级营养保健饮料、滋补佳品。

中医认为，杏仁具有生津止渴、润肺定喘的功效。在中医经典方剂中有广泛应用，如：《伤寒论》的麻黄汤，由麻黄、桂枝、杏仁、甘草组成，用治外感风寒。《太平惠民和剂局方》的三拗汤，由麻黄、杏仁、甘草组成，用治感受风邪、鼻塞身重、语音不出，或伤风伤冷、头痛目眩、四肢拘急、咳嗽痰多、胸满气短。《伤寒论》的大青龙汤，由麻黄、桂枝、石膏、杏仁、甘草、生姜、大枣组成，用治风热袭肺，或风寒郁而化火、壅遏于肺的喘咳证。《金匮要略》的麻黄杏仁薏苡甘草汤，由麻黄、杏仁、薏苡仁、甘草组成，用治风湿在表的风寒表湿证。"端午吃个杏，到老都没病"的谚语，话虽有些夸张，但确实说出了杏在中医中药中占有很重要的位置，同时也是新疆少数民族药食两用的特色水果之一。

沙葱炒鹅蛋

每每提到戈壁滩，大家便会联想到漫天的黄沙，但粗犷的戈壁滩也能生长出"小清新"，沙葱便是一例。沙葱的耐旱、抗寒、耐瘠薄能力极强，一般生长在海拔800~2800米的戈壁。它就像绿色的精灵，在戈壁上傲然生长。在我国新疆地区，只有夏秋季节才能见到沙葱，长期以来是一种重要的野菜。随着新疆农业生产技术的发展，沙葱从野菜发展为大棚种植，成为当地百姓日常的家常美味。

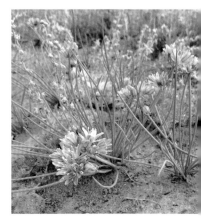

沙葱植物

沙葱又称蒙古韭，为百合科葱属植物，一种多年生草本。具根茎，鳞茎柱形，簇生。基生叶细线形，花葶圆柱形，多数小花密集成半球形和球形的伞形花序，鲜淡紫色至紫红色。是沙漠草甸植物的伴生植物，常生于海拔较高的砂壤戈壁中，因其形似幼葱，故称沙葱。大漠草药沙葱，沙葱营养价值高，具有一定的药用价值，富含多种维生

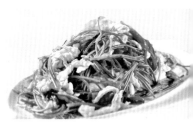

沙葱炒鹅蛋

素，对降血压有一定的疗效，自古以来就被人们当作药材入药，它性温、味辛，归肺、胃经，具有发汗和散寒的功效。《本草纲目》中记载它"乃释家五荤之一，生辛散，熟甘温，外实中空，肺之菜也，肺病宜食之。"

沙葱炒鹅蛋是一道非常可口的美食，其制作方法是：首先准备好沙葱、鹅蛋，将沙葱择洗干净控水、切段备用，将鹅蛋打入碗中，加盐、胡椒，锅内倒油，鹅蛋炒熟，倒

出，将沙葱放入锅内翻炒，加盐，倒入鹅蛋，翻炒几下即可出锅。刚出锅的沙葱鹅蛋，不仅味道独特鲜美，而且营养价值丰富，沙葱晶莹翠绿，鹅蛋香黄馋人。

椿芽豆腐丝

春天的味道，除了明媚的春光、拂面的春风，大概就是香椿芽了。香椿是高大的乔本树木，原产中国。人们食用香椿久已成习，汉代就遍布大江南北。美食家苏轼把香椿比作春菜，他在诗中写道："岂如吾蜀富冬蔬，霜叶露芽寒更苗。"清代才子李渔，在《闲情偶寄》中，对香椿也赞不绝口："菜能芬人齿颊者，香椿头是也。"

我国民间自古就有"食用香椿苗不染杂病"之说。中医认为，香椿味苦，性寒，有清热解毒、健胃理气功能。它的味道芳香，能起到醒脾、开胃的作用。香椿苗还是治疗糖尿病的良药。现代营养学研究发现，香椿苗有抗氧化作用，具有很强的抗癌效果。椿芽食用广泛，凉拌热炒，鲜食为主，也可以腌制晾干，制作罐头。鲜食常见有凉拌香椿芽，椿芽拌豆腐，红白相间，色味俱佳；热菜方式多是椿芽炒鸡蛋或炒肉丝。

椿芽豆腐丝的做法：先将香椿苗清洗干净，香椿焯水

1分钟，捞出过凉后切碎。高泉豆腐也焯水1分钟，焯水后的豆腐切成细丝，放进盆中并加入切碎的香椿苗。加入味粉、葱油、干辣椒油，拌匀即可。这道菜不需要太多的调料，主要是为了突出香椿特有的清香，香椿含有较多的硝酸盐和亚硝酸盐，食用后在体内可能会形成致癌物，用水焯烫1分钟左右就可以去除2/3以上的亚硝酸盐和硝酸盐。

高泉豆腐是胡杨河市高泉镇首屈一指的特色美食，当地流传着"没有品尝过高泉豆腐，就等于没有来过高泉"的说法。高泉豆腐口感鲜嫩、细软，吃过的人都赞不绝口，成为独具一格的地方名吃。"高泉豆腐制作技艺"入选第一批胡杨河市级非物质文化遗产名录。人应时而动，香椿与高泉豆腐，就是这么奇特时令植物与当地特色美食的组合，春天来了的时候，善道之人，不能辜负这一道美食。

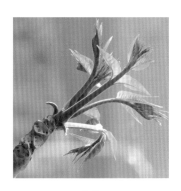

香椿

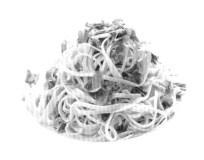

椿芽豆腐丝

芳草湖农场灰面

新疆有一个叫芳草湖的地方，外地人以为这是一个湖泊，其实芳草湖是一个大型农场，是我国第二大农场。

1959年，芳草湖农场成立后，来自江苏、安徽、四川、湖北等地的6000多名支边人员汇聚于此。最初他们住的是地窝子，吃的是限量的粗粮，还经常吃不饱。尽管如此，他们依然投身于农场的建设工程中，经过几代人努力，农场从原来马拉肩扛的落后局面，变成机械化、标准化、绿色化的现代农场，芳草湖也从原来荒无人烟的草滩变成一座现代化的美丽城镇。

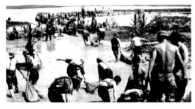

创业之初的芳草湖农场

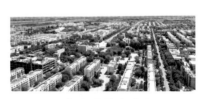

现在的芳草湖农场

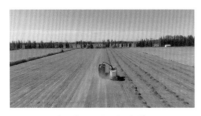

机械化收割苜蓿

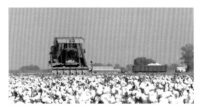

机械化采摘棉花

过去漫长的岁月里，芳草湖野地里遍地长满白蒿，至今芳草湖农场里还有个叫白蒿滩的小镇。由于芳草湖农场地处古尔班通古特沙漠边缘，长期以来，人们利用戈壁滩上富含盐碱的白蒿，通过燃烧烧制出状如珊瑚的结晶体，即可食用的土碱，这就是芳草湖农场民众口中的"灰"。将土碱化水和面，再将面团擀制成面条，被当地人称为"灰面"。在五家渠市芳草湖农场，节假日或家庭团聚时，吃一碗热腾腾的灰面，已成为当地民众的一种习惯。

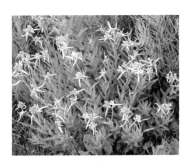

白蒿

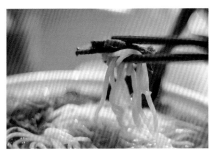

芳草湖农场灰面

白蒿为菊科植物大籽蒿的全草，生长在河边、草地、荒地。《本经》记载，白蒿"味甘，平"。功能清热利湿，凉血止血。《本经》认为，该品"主五藏邪气，风寒湿痹，补中益气，长毛发令黑。疗心悬少食常饥"。孟诜说："（白蒿）捣汁去热黄及心痛。叶干为末，夏日暴水痢，以米饮和一匙，空腹服之。又烧灰淋煎治淋沥疾。"

现在的芳草湖农场已经是花园城镇，芳草萋萋、水天一色，几代垦荒人让沙漠披上绿衣，把荒野变成良田，在屯垦戍边与饮食文化的交融中，芳草湖也逐渐形成了自己的饮食特色，甚至还成为了非物质文化遗产。灰面制作技艺于2019年入选新疆非物质文化遗产名录。

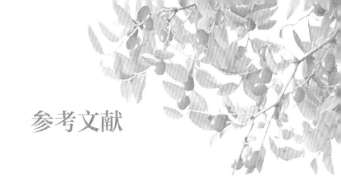

参考文献

［1］新疆部队后勤部卫生部.新疆中草药手册［M］.乌鲁木齐：新疆人民出版社，1970.

［2］新疆维吾尔自治区革命委员会卫生局.新疆中草药［M］.乌鲁木齐：新疆人民出版社，1976.

［3］新疆生物土壤沙漠研究所.新疆药用植物志：第一册［M］.乌鲁木齐：新疆人民出版社，1977.

［4］中国科学院新疆生物土壤沙漠研究所.新疆药用植物志：第三册［M］.乌鲁木齐：新疆人民出版社，1981.

［5］崔大方.新疆禾草新记录属——固沙草属［J］.干旱区研究，1990（4）：36-36.

［6］樊自立.塔里木盆地绿洲形成与演变［J］.地理学报，1993，48（5）：421-427.

［7］李佳政.新疆中药材资源及开发利用现状［J］.新疆农业科技，1995（1）：11.

［8］毛祖美.新疆植物志：第二卷［M］.乌鲁木齐：新疆科学技术出版社，2019.

［9］操红缨.桑椹研究进展［J］.时珍国医国药，1999，10（8）：626-628.

［10］何轶.菊苣根活性成分研究［D］.北京：北京中医药大学，

2000.

[11] 杨健，华贵翁. 新疆土地荒漠化及其防治对策 [J]. 生态学杂志，2000，19（3）：57-60.

[12] 秦波，鲁润华，汪汉卿，等. 异叶青兰挥发性化学成分研究 [J]. 天然产物研究与开发，2000，12（1）：4-11.

[13] 玛依拉，李阿峰. 新疆地产维吾尔保健品——巴旦杏研究概况 [J]. 中国民族民间医药杂志，2001，10（3）：163-164.

[14] 盛萍，孙秀梅. 维吾尔药材黑种草子的生药学鉴别 [J]. 中国民族民间医药杂志，2002，11（6）：356-357，369.

[15] 郭仲军，李行斌，汪志军，等. 新疆野巴旦杏 [J]. 中国野生植物资源，2002，21（1）：21-61.

[16] 斯拉甫，阿不都热依木，古力娜，等. 新疆一枝蒿提取物保肝作用的实验研究 [J]. 中国中西医结合杂志，2002，22（2）：126-128.

[17] 马忠杰，杨昌友. 新疆阿勒泰地区中草药调查 II [J]. 中国中药杂志，2002，27（12）：945-946.

[18] 赵俊猛，李植纯，马宗晋. 天山分段性的地球物理学分析 [J]. 地学前缘，2003，10（S1）：125-131.

[19] 李学禹，阎平，吴玲. 新疆沙生药用植物资源 [J]. 现代中药研究与实践，2003，17（1）：54-56.

[20] 帕丽达·阿不力孜，堵年生，丛媛媛，等. 维吾尔药琐琐葡萄化学成分研究 [J]. 新疆医科大学学报，2003，26（6）：579-580.

［21］阿布来提·阿布都热西提，库尔班江·吾斯曼．刺糖中氨基酸成分的研究［J］．中草药，2003，34（4）：324-325．

［22］汪涛，崔书亚，胡晓黎，等．罗勒挥发油成分研究［J］．中国中药杂志，2003，28（8）：740-742．

［23］王燕，吐尔洪·阿西木，堵年生．新疆一枝蒿化学成分的研究［J］．新疆医科大学学报，2004，27（4）：361-363．

［24］赵万羽，李建龙，齐家国．新疆草业优先发展区域选择及其战略规划［J］．中国草地，2004，26（4）：72-78．

［25］肖英华，谢诲，熊丽．罗勒的性状与形态组织鉴定［J］．中药材，2004，27（3）：169-171．

［26］吴霞．维吾尔药阿里红、阿育魏实的化学成分及生物活性研究［D］．北京：中国协和医科大学，2005．

［27］郭泉水，谭德远，王春玲，等．接种肉苁蓉对梭梭天然林的影响研究［J］．生态学杂志，2005，24（8）：867-871．

［28］王文捷，尚玉红，敬松．新疆阿魏资源的保护及其开发［J］．首都医药，2005，12（6）：45-46．

［29］胡林峰，李广泽，李艳艳，等．孜然化学成分及其生物活性研究进展［J］．西北植物学报，2005，25（8）：1700-1705．

［30］丁正华．雪山奇珍，民族瑰宝，雪莲注射液［J］．中国医药导报，2005（4）：25．

［31］李晓瑾，王国福，贾晓光．新疆紫草规范化生产标准操作规程［J］．中药研究与信息，2005，7（4）：31-33．

［32］王宇真，吕风民，韩勇明．维吾尔医药资源及药物学说简介

［J］.中国中药杂志，2005，30（4）：316-317.

［33］李勇猛.毛菊苣根化学成分研究［D］.乌鲁木齐：中国科学院新疆理化技术研究所，2006.

［34］冯长根，李琼.香青兰化学成分研究［J］.中成药，2006，28（1）：94-98.

［35］张维库，杨国恩，李茜，等.对叶大戟化学成分的研究［J］.中国中药杂志，2006，31（20）：1694-1696.

［36］刘夏蓓.独特的维吾尔族医药学［J］.中国中医药现代远程教育，2006，4（1）：32-33.

［37］刘月兰，王玲，王绍明.准噶尔盆地绿洲-沙漠过渡带植被时空演变特征［J］.湖北农业科学，2007，46（3）：386-389.

［38］柯仲成，程小玲.贯叶金丝桃的研究进展［J］.黄山学院学报，2007，9（5）：79-81.

［39］艾尼娃尔·艾克木，热娜·卡斯木，邢文斌.新疆黑种草子的显微鉴定［J］.时珍国医国药，2007，18（4）：919-920.

［40］王海明，陈小珍，唐秀琼，等.罗布麻茶饮用安全性研究［J］.食品科学，2007，28（1）：326-329.

［41］陶海英，胡正梅，王雪莲，等.野生与人工种植天山雪莲的比较［J］.新疆医学，2007，37（6）：179-181.

［42］杨俊荣，敬松，李志宏，等.新疆阿魏化学成分研究［J］.中国中药杂志，2007，32（22）：2382-2384.

［43］宋怡.中国寒旱区植被变化研究［D］.兰州：中国科学院寒

区旱区环境与工程研究所，2008.

[44] 巴哈尔古丽，库里夏西.哈萨克族民间用药阿尔泰瑞香的民间处方及应用［J］.时珍国医国药，2008，19（4）：1028-1029.

[45] 刘晓东，闫明，刘发.维药驱虫斑鸠菊的研究进展［J］.时珍国医国药，2008，19（12）：2877-2879.

[46] 刘发，斯拉甫·艾白.维药贯叶金丝桃的研究进展（上）［J］.中国民族医药杂志，2008，14（9）：53-55.

[47] 刘庆华，井立萍，于萍，等.维药瘤果黑种草子化学成分研究［J］.中国民族医药杂志，2008，14（9）：36-37.

[48] 肖威，斯拉甫·艾白.新疆一枝蒿研究进展［J］.中国民族医药杂志，2008，14（7）：61-66.

[49] 尧婷婷.新疆荒漠区植物功能性状与气候梯度的关系［D］.北京：中国科学院研究生院，2009.

[50] 盛友爱，蒯荟芬.芫荽在麻疹护理中的应用［J］.临床护理杂志，2009，8（3）：46-47.

[51] 全智慧，徐暾海.鹰嘴豆的研究进展［J］.时珍国医国药，2009，20（12）：3111-3112.

[52] 刘虹，陈海生.新疆紫草化学成分与药理作用的研究进展［J］.药学实践杂志，2009，27（3）：161-164.

[53] 方美珠，晁群芳，兰雁，等.新疆一枝蒿的研究进展［J］.中草药，2009，40（S1）：72-75.

[54] 任贻军，张宏琳.新疆紫草的药理作用［J］.中国民族民间医药，2009，18（1）：13-14.

[55] 阿布都热依木·阿布都克日木，艾克白尔·买买提．琐琐葡萄化学成分的研究进展［J］．中国民族医药杂志，2009，15（6）：69-72.

[56] 杨晓君，韩海霞．巴旦杏的近代研究［J］．中国药业，2009，18（10）：85-86.

[57] 程煜凤．维药刺糖化学成分的基础研究［D］．乌鲁木齐：新疆医科大学，2010.

[58] 徐新刚，王宝珍，孙志蓉，等．新疆紫草的主要化学成分［J］．吉林大学学报（理学版），2010，48（2）：319-322.

[59] 刘涛，马龙，赵军，等．琐琐葡萄化学成分研究［J］．天然产物研究与开发，2010，22（6）：1009-1011.

[60] 热孜万古丽·艾则孜，迪力努尔·艾尼瓦尔，热依拉·阿不都外力，等．新疆特有高等植物的地理分布［J］．新疆大学学报（自然科学维文版），2010.

[61] 周文婷，依把代提·托合提，田树革，等．罗勒提取物抗血栓作用及其作用机制的研究［J］．中成药，2010，32（5）：722-726.

[62] 李杰．民族药用植物香青兰［J］．中国民族医药杂志，2010，16（8）：63-69.

[63] 何江，杨伟俊，满尔哈巴·海如拉，等．药西瓜在新疆昌吉地区引种表现及栽培技术［J］．种子，2010，29（11）：68-70.

[64] 阿布卡德，田友清，尚靖．香青兰研究进展［J］．北方药学，2011，8（2）：55-57.

［65］程芸，袁磊．新疆植物特有种的地理分布规律［J］．干旱区研究，2011，28（5）：854-859.

［66］吴荔芬，李秀霞．小茴香和莳萝子的鉴别［J］．海峡药学，2011，23（10）：81-82.

［67］贺伟平，黄宝康．莳萝化学成分和药理作用研究进展［J］．现代药物与临床，2011，26（6）：457-460.

［68］吴晶，李改茹，常军民．刺糖中多糖的提取工艺研究［J］．中成药，2011，33（5）：902-904.

［69］谢喜国，阿布力米提·伊力，阿吉艾克拜尔·艾萨．维吾尔医药用植物孜然化学成分研究［J］．中成药,2011,33（11）：1939-1941.

［70］蔡良谟，霍仕霞，闫明，等．驱虫斑鸠菊研究进展［J］．中国中医药信息杂志，2011，18（12）：110-112.

［71］古丽努尔·沙比尔哈孜，潘伯荣，段士民．塔里木盆地塔里木沙拐枣群落特征［J］．生态学报，2012，32（10）：3288-3295.

［72］外塔尼古丽·卡米力．维药"对叶大戟"化学成分的分离鉴定及其活性研究［D］．乌鲁木齐：新疆大学，2013.

［73］艾尼瓦尔·吐米尔，阿不都拉·阿巴斯．阿尔泰山两河源自然保护区地衣区系组成成分的比较研究［J］．安徽农业科学，2013，41（5）：1894-1897，1904.

［74］刘纪杉，帕丽达·阿不力孜，丛媛媛，等．阿里红药材的生药鉴定［J］．亚太传统医药，2013，9（1）：42-43.

［75］买买提·努尔艾合提，厉蓓，董竞成．维吾尔族传统医学

异常黑胆质证的研究概况［J］.中国民族医药杂志，2013，19（2）：44-49.

［76］翁金月，金利思.药食两用桑椹的研究与开发［J］.中国药业，2013，22（2）：88-90.

［77］朱国强，李晓瑾，贾晓光.新疆药用植物名录［M］.乌鲁木齐：新疆人民出版社，2014.

［78］《新疆植物志简本》编委会.新疆植物志简本［M］.乌鲁木齐：新疆科学技术出版社，2014.

［79］周明冬，秦晓辉，李晓瑾.梭梭新疆产地适应性数值分析［J］.防护林科技，2014（3）：41-43.

［80］阿不来提·艾合买提.浅论吐鲁番郡王统治下维吾尔族的经济情况［J］.黑龙江史志，2014（1）：283-284.

［81］张慧锋，郭淑英，申蕾，等.维药阿里红的研究现状［J］.吉林医药学院学报，2014，35（5）：354-357.

［82］沙拉麦提·艾力，胡慧华，陆锦锐.维药阿里红药材的生药鉴定研究［J］.西部中医药，2014，27（9）：46-49.

［83］吴燕妮，郭玉婷，耿直，等.维药唇香草研究进展［J］.新疆医科大学学报，2014，37（3）：265-268.

［84］孙圣霞.黄芪与伪品药蜀葵的鉴别［J］.中国保健营养（中旬刊），2014（5）：3160.

［85］刘永刚，木艾塔尔·努尔麦麦提，阿曼古丽，等.维药开发中存在的问题及建议［J］.中国现代中药，2014，16（1）：87-89.

［86］梁淑贞.唐至清代河西走廊中药材资源的开发利用研究

［J］. 河西学院学报，2020，36（2）：8.

［87］于秀立，田中平，李桂芳，等. 荒漠植物胡杨不同发育阶段的枝系构型可塑性研究［J］. 新疆农业科学，2015，52（11）：2076-2084.

［88］丁文欢，欧亮苗，张雪佳，等. 唇香草不同部位总成分的分析比较［J］. 新疆医科大学学报，2015，38（7）：858-861.

［89］买尔旦·马合木提，马冉，古丽仙·胡加. 市售新疆紫草药材的质量考察［J］. 新疆医科大学学报，2015，38（5）：581-585.

［90］付瑾，王贝贝，赵爽，等. 民族药驱虫斑鸠菊中绿原酸的含量测定［J］. 中国处方药，2015，13（10）：26-27.

［91］木拉提·克扎衣别克，夏木西努尔·玉山，苏建春. 哈萨克药阿尔泰瑞香及同属植物的传统应用及抗癌活性研究进展［J］. 河北医药，2016，38（19）：3007-3010.

［92］赵翠，田英姿，英犁，等. 新疆几种巴旦杏综合营养成分分析［J］. 现代食品科技，2016，32（2）：262-268.

［93］贾丽华，郭雄飞，贾晓光，等. 天山雪莲的开发与应用［J］. 新疆中医药，2016，34（1）：126-128.

［94］拉扎提·吐尔逊拜，卡米西别克·努尔哈买提，地达尔·巴合提坚，等. 新疆伊犁州民间哈萨克族医学现状调查［J］. 医学与社会，2016，29（6）：42-44.

［95］阿依古丽·司马义，阿地里·赛买提. 哈密"雪山花王"：天山雪莲的研究现状［J］. 中国民族医药杂志，2016，22（5）：

26-28.

［96］常军民，李改茹，郑杰，等.刺糖多糖结构表征［J］.中国新药杂志，2016，25（24）：2826-2830.

［97］玄静，李哲，鞠吉东，等.小茴香的化学成分及药用价值研究进展［J］.保健文汇，2017（6）：172.

［98］毛艳，贺金华，蔡晓翠，等.维药神香草提取物体外抗炎作用的谱效关系研究［J］.中国药房，2017，28（10）：1364-1367.

［99］张洪平，周月，李得新.维吾尔药唇香草挥发油抗炎、止咳、祛痰和镇痛的药效学研究［J］.中华中医药学刊，2017，35（8）：2010-2012.

［100］吴江平，宋珍，刘艳丽，等.芫荽果化学成分的研究［J］.中成药，2018，40（7）：1543-1546.

［101］何陈林，孟和毕力格，王秀兰，等.蒙药材香青兰的研究概况［J］.中国民族医药杂志，2018，24（10）：35-38.

［102］杨昌友，毛祖美.新疆植物志：第一卷［M］.乌鲁木齐：新疆科学技术出版社，2019.

［103］尹辉，张波，荆瑞雪，等.干旱区不同地理种群骆驼刺元素组成及表面结构特征的对比研究［J］.生态学报，2019，39（18）：6745-6752.

［104］魏博，马松梅，宋佳，等.新疆贝母潜在分布区域及生态适宜性预测［J］.生态学报，2019，39（1）：228-234.

［105］金悦仙，潘苇芩，魏鸿雁，等.伊犁贝母的化学成分研究［J］.中草药，2019，50（11）：2534-2538.

［106］许欢，江阿古丽·艾山，汪晶，等．哈萨克药骆驼蓬草的质量标准研究［J］．中国药房，2019，30（20）：2818-2823.

［107］马丽，薛顺，朱金芳，等．菊苣根中菊苣多糖含量测定研究［J］．中医药导报，2019，25（10）：63-65.

［108］刘云云．胡桐泪的化学成分及其生物活性研究［D］．晋中：山西中医药大学，2020.

［109］袁艺，王丹，孙宝新，等．洋甘菊挥发油应用研究［J］．安徽农业科学，2020，48（23）：211-213.

［110］侯雪雯，田景振．芫荽药物活性物质提取及其药理研究概述［J］．环球中医药，2020，13（7）：1284-1287.

［111］李娜，董建国，胡永帅，等．莳萝精油功能特性研究进展［J］．农产品加工（下半月），2020（1）：64-67，73.

［112］秦卫华，孟炜淇．边境的小白杨：巴尔鲁克山国家级自然保护区［J］．生命世界，2020（7）：28-39.

［113］梁肖青，杨健，买提卡斯木·吐米尔，等．新疆和田古代水果之发现［J］．生命世界，2020（8）：88-91.

［114］曾凡江，张文军，刘国军，等．中国典型沙漠区主要优势植被的稳定修复途径与可持续经营技术［J］．中国科学院院刊，2020，35（6）：709-716.

［115］郑敏思，刘玉霜，袁涛，等．维吾尔族药药西瓜的化学成分与药理作用研究进展［J］．中国中药杂志，2020，45（4）：816-824.

［116］王畅，王吓长，杨进．叶天士运用小茴香临床特色采撷

　　　　　［J］. 江苏中医药，2021，53（3）：66-68.

［117］黄维安，蒙毅，赖祥椿，等. 菊苣葛根袋泡茶的研制［J］.
　　　　　农产品加工（下半月），2021（4）：8-11.

［118］李承森，肖方，李肖，等. 高山沙漠绿洲　冰川河流部落：
　　　　　记克里雅河沙漠段全流域综合科学考察［J］. 生命世界，
　　　　　2021（1）：1.

［119］骆灵静. 伊犁山区牧民的饮食文化及膳食特点分析［J］.
　　　　　食品安全导刊，2021（27）：113-114.

［120］苟晓霞，张同文，袁玉江，等. 阿尔泰山主要针叶树种树
　　　　　木径向生长及其对气候变化的响应［J］. 应用生态学报，
　　　　　2021，32（10）：3594-3608.

［121］李东阳，周红海，何心愉，等. 哈萨克族医药治疗骨伤科
　　　　　疾病的组方规律分析［J］. 广西医学，2022，44（20）：
　　　　　2369-2373.

［122］程兵，王瑞，付姚群，等. 骆驼刺及其刺糖现代医学研究
　　　　　进展［J］. 广州医科大学学报，2022，50（4）：119-
　　　　　123.

［123］丰云舒，谭启龙，宋岘. 中国与伊朗的医药交流史［J］.
　　　　　国际汉学，2022（S1）：45-54，125.

［124］马瑶，李进，吉腾飞. 阿尔泰瑞香的化学成分研究［J］.
　　　　　化学工程，2022，50（8）：13-19.

［125］刘桢宇，陈科林，朱薇，等. 骆驼蓬对病原体的药理作用
　　　　　研究［J］. 科技视界，2022（21）：71-73.

［126］赖晓辉，杨晓绒. 濒危药用植物新疆阿魏研究进展［J］.

现代农业科技, 2022（11）: 43-47, 51.

［127］焦东亮, 杨东明. 阿勒泰地区中草药种植及发展探讨［J］. 新疆农机化, 2022（3）: 35-37.

［128］王笑妍, 李玫, 沈志纲, 等. 红景天苷药理作用研究进展［J］. 中成药, 2022, 44（12）: 3932-3935.

［129］李菡, 史阔豪, 武康雄, 等. 骆驼蓬化学成分、药理作用及毒性研究进展［J］. 中成药, 2022, 44（12）: 3936-3943.

［130］王飞, 李祥婷, 徐莉莉, 等. 罗布麻的抗衰老作用机制研究［J］. 中国临床医学, 2022, 29（4）: 596-602.

［131］王灵锐, 丛珊, 王钰铭, 等. 天山雪莲口服液对类风湿关节炎的治疗作用及其机制研究［J］. 中国免疫学杂志, 2022, 38（15）: 1829-1832, 1837.

［132］柳菁菁, 施松善, 张彬锋, 等. 维药胡桐泪的多糖含量测定及其糖组成分析［J］. 中国民族民间医药, 2022, 31（12）: 31-37.

［133］王慧, 张小波, 汪娟, 等. 2020 年全国中药材种植面积统计分析［J］. 中国食品药品监管, 2022（1）: 4-9.

［134］史银基, 程波, 李敏, 等. 维药刺山柑研究进展［J］. 中国中医药信息杂志, 2022, 29（4）: 148-152.

［135］程军, 李云祯, 邹渝. 新疆干旱时空动态及其对气候变化的响应［J］. 自然资源遥感, 2022, 34（4）: 216-224.

［136］黄明珠, 王景龙, 崔晓萍, 等. 菟丝子的药理作用研究进展［J］. 安徽中医药大学学报, 2023, 42（5）: 101-

104.

［137］柴雨，黄明奇，马莉，等．罗布麻植物资源开发利用与抗逆性研究进展［J］．草学，2023（4）：8-15.

［138］许璐璐．浅析关于新疆地区野生中草药植物的探究［J］．传奇故事，2023，9（26）：81-82.

［139］高刚．红景天苷的生物学功能及应用前景［J］．当代体育科技，2023，13（17）：9-13.

［140］龙婷，波拉提·马卡比力，兰卫，等．洋甘菊总黄酮体外抗肿瘤活性研究［J］．化学与生物工程，2023，40（9）：35-40.

［141］郭丁禹，肖井雷．肉苁蓉功能性成分质量控制和生物活性研究进展［J］．吉林中医药，2023，43（7）：861-864.

［142］刘海民，赵岩，于鑫淼，等．我国不同产地荒漠肉苁蓉品质分析及其综合评价［J］．食品工业科技，2023，44（8）：341-350.

［143］刘淑兰，李进．阿尔泰瑞香化学成分及药理作用研究进展［J］．新疆师范大学学报（自然科学版），2023，42（2）：57-68.

［144］王双艳，黄德红，刘国秀，等．贯叶金丝桃药物相互作用回顾性分析［J］．亚太传统医药，2023，19（3）：163-167.

［145］王爱琴，冯雷，黄伟俊，等．药西瓜化学成分的研究［J］．中成药，2023，45（10）：3306-3312.

［146］刘振华，李婧，王月，等．藏药异叶青兰化学成分及药理

作用研究进展［J］.中国药物化学杂志，2023.

［147］安凌波，王怡婷，白云钊，等.红景天对多器官疾病的治疗作用［J］.中国中西医结合急救杂志，2023，30（1）：121-126.

［148］许孟月，左永杰，郭菲，等.复方卡力孜然酊治疗白癜风的系统评价和试验序贯分析［J］.中国中西医结合皮肤性病学杂志，2023，22（3）：235-246.

［149］武晓冬.菟丝子性味功效及临床应用探析［J］.中国中医基础医学杂志，2023，29（2）：280-284.

［150］张雪，杨怡.西红花的本草考证与名实辨析［J］.上海医药，2024，45（1）：14-18.

［151］祁琳，韩鑫羽，祁璐，等.红景天苷对血管生成及骨血管偶联的影响［J］.武警医学，2024，35（1）：1-5.

［152］张天栋，彭青平，刘欢，等.菟丝子治疗骨关节炎：网络药理学分析及实验验证［J］.中国组织工程研究，2024，28（28）：4516-4521.

图书在版编目（CIP）数据

疆味药材探秘 / 陈朝蔚编著 . -- 上海：上海浦江
教育出版社有限公司 , 2024.6. -- ISBN 978-7-81121
-885-5

Ⅰ . R282

中国国家版本馆 CIP 数据核字第 20244J5D67 号

JIANGWEI YAOCAI TANMI

疆味药材探秘

上海浦江教育出版社出版发行

社址：上海市海港大道 1550 号　邮政编码：201306

电话：（021）38284910（12）（发行）　38284923（总编室）　38284910（传真）

E-mail：cbs@shmtu.edu.cn　URL：http://www.pujiangpress.com

上海商务联西印刷有限公司印装

幅面尺寸：148 mm × 210 mm　印张：6.375　字数：112 千字

2024 年 6 月第 1 版　2024 年 7 月第 1 次印刷

策划编辑：于　杰　责任编辑：黄　健　封面设计：曾国铭

定价：88.00 元